A PHYSICIST'S GUIDE TO CLINICAL MEASUREMENT

ガイアブックスは
地球の自然環境を守ると同時に
心と身体の自然を保つべく
"ナチュラルライフ"を提唱していきます。

For Elsevier:

Commissioning Editor: Rita Demetriou-Swanwick
Development Editor: Veronika Watkins
Project Manager: Gail Wright
Design Direction: Erik Bigland
Illustration Manager: Bruce Hogarth

理学療法士のための
臨床測定ガイド

A PHYSIOTHERAPIST'S GUIDE TO CLINICAL MEASUREMENT

著　者　ジョン・フォックス／リチャード・デイ

総監修　高田　治実
監　修　坂上　昇／松葉　潤治
翻　訳　岡松　瑞穂

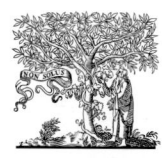

© 2009, Elsevier Limited. All rights reserved.

This edition of A Physiotherapist's Guide to Clinical Measurement (978-0-443-06783-9) by John Edward Fox, MSc MCSP and Richard Jasper Day, BSc(Hons), MCSP is published by arrangement with Elsevier Limited.

First published 2009

お断り

本書に記載の材料等を用いることにより生じた人や物に対するいかなる損失、損害、損傷に対しても、出版社ならびに著者は責任を負わない。治療に当たる者は自らの責任において、その患者がもつ専門的知識および一般的知識を考慮しながら、その患者に対する最善の治療法および応用法を決めること。

日本語版発刊によせて

　日本では、臨床現場において最も基本的な評価法である徒手筋力テスト、関節可動域テスト、四肢長および周計の計測方法を1冊にまとめてコンパクトに編集され、臨床現場で有効に活用できる本は見当たらない。

　本書は、上記の基本的な計測方法を関節別にまとめて編集された臨床測定ガイドであるため、臨床現場でそれらの計測方法を本書のみで参照でき効率的に実施できる。また、写真を用いて説明されているので短時間でより正確な計測を行える。

　養成機関では、上記の評価法を別々の教科書を用いて教授しているため、それらの計測に関する統合的で効率的な臨床実習前学習を施行できないのが現状である。しかし、本書は、臨床現場で常時行われるそれらの基本的な計測方法を1冊に集約しているため、臨床実習前の学習を効果的に行える。さらに、実習においても本書を臨床現場に持参することによって、学生の臨床スキル向上に貢献できると思われる。

　本書は、関節毎に簡単な解剖学の知識、筋の起始、停止、主動作および神経支配が記載されているので、国家試験対策としても活用できる。また、関節毎に「観察／振り返りチェックリスト」が掲載されており自己評価を行えるため、施行方法の自己検証が可能である点もこれまでの成書とは異なっている。

　付録は、理学療法における測定器具および方法の信頼性と妥当性を評価する研究の要約が紹介されている。読者諸氏が、各種計測を科学的根拠に基づいて実施されることを願っている。

　翻訳は、平易な文章で意味を汲み取り易いものとなっているが、誤った解釈や不適切な語句もあると思われる。読者の方々に広くご教示をお願いしたい。

総監修　高田　治実

目 次

日本語版発刊によせて v
序　文 viii
測定手段の信頼性と妥当性 ix

第1章　股関節　　　　　　　　　　　　　　　　　　　　　　　　　1

解剖 1
　　触知される骨標識点　2／靱帯　2／筋　3
測定 8
　　可動域　8／筋量　17／筋力：オックスフォード分類　20／脚長　36

第2章　膝関節　　　　　　　　　　　　　　　　　　　　　　　　　41

解剖 41
　　触知される骨標識点　42／靱帯　42／筋　43
測定 46
　　可動域　46／関節囲　48／筋量　49／筋力：オックスフォード分類　53

第3章　足関節　　　　　　　　　　　　　　　　　　　　　　　　　59

解剖 59
触知される骨標識点　59／靱帯　60／筋　61
測定 65
　　可動域　65／関節囲　72／脚囲　75／筋力：オックスフォード分類　77

第4章　肩関節　　　　　　　　　　　　　　　　　　　　　　　　　89

解剖 89
　　触知される骨標識点　90／靱帯　90／筋　91
測定 96
　　可動域　96／腕囲　104／筋力：オックスフォード分類　107

目次 vii

第5章　肘関節　125

解剖 125
　触知される骨標識点　126／靱帯　126／筋　127
測定 131
　可動域　131／関節囲　137／筋力：オックスフォード分類　139

第6章　手関節／手根間関節　149

解剖 149
　触知される骨標識点　150／靱帯　150／筋　151
測定 155
　可動域　155／筋力：オックスフォード分類　161／関節囲　169／握力　170

第7章　手　173

解剖 173
　触知される骨標識点　173／靱帯　174／筋　174
測定 176
　可動域─母指の中手指節関節　178／可動域─母指の指節間関節　179
／可動域─指の中手指骨関節　180／可動域─指の近位指節間関節　182
／可動域─指の遠位指節間関節　183

第8章　脊柱　187

解剖 189
　靱帯　188／筋　189／触知される骨標識点　192
測定 192
　可動域　192

第9章　呼吸器　209

解剖 209
　触知される骨標識点　209／筋　210／胸郭の関節　210
測定 213
　胸郭拡張　213／呼吸機能　216

付録1　疼痛の視覚的アナログ尺度 219
付録2　理学療法における測定器具の信頼性と
　　　　妥当性を評価する研究の要約 220
索　引 265

序文

　本書は、学生および療法士の資格をとって日の浅い人たちを主な読者対象としている。学生時代には測定手法を無数に教わり実践していくが、実践課程を終えるとすぐに忘れてしまうのではないだろうか。そこで著者らは、学生や療法士が適切な測定法を必要に応じて簡単に参照でき、しかも、言葉と写真でわかりやすくその手技に関する情報が得られるような測定の実践書を作成した。

　著者らが本書で取り上げたもののなかでとりわけ力を入れたのが、2種類の測定手段である。いずれもきわめて重要であると考えているものであるが、既存の教科書ではまだお目にかかったことのないものである。それは、徒手筋力テスト（MMT）／オックスフォード分類を用いて主な筋群ひととおりの強度を測定するものと、肺活量計を用いて呼吸機能を測定するものの2つである。

　本書は、解剖学的領域別の構成となっており、全身の主な関節、すなわち股関節、膝関節、足関節、肩関節、肘関節、手関節および脊柱のそれぞれについて章を設けた。また、測定を実施するにあたっては、解剖学、とりわけ表面解剖学の知識がきわめて重要になってくる。そこで本書では、各章の冒頭で当該領域の解剖について概説し、触知される骨標識点、関節に対応する靱帯、さらにはその関節を動かす筋について知ってもらう。

　授業での指導内容を補うには、同僚による授業観察が理解を深めるうえで有効であることが分かっている。授業観察のチェックリストを用意しておけば、これを体系的に進めることができるだけでなく、振り返って考える際にも有用である。

　本書で特に取り上げた測定手段については、その信頼性および妥当性に関する試験をまとめた重要な論文をいくつか見つけておいた。それはいずれも表にまとめ、目的、方法、測定手順および結果を簡単に紹介している。これは、文献を批判的に評価しようとするものではないため、研究の質には触れない。

　　　　　　　　　　　　　　ジョン・フォックス／リチャード・デイ

測定手段の信頼性と妥当性

信頼性

"頼性とは、ある検査が、それを実施するたびに全く同じ質または特性を測定するものでなければならないということである"（Hicks 2004）。たとえば、伸縮性のある巻尺では、肢囲を測定する際に信頼できる結果が得られない。

検査者間（観察者間）信頼性とは、複数の人間が同じ状況で測定した方法の信頼性を判断するものである（Jordan 2000）。

検査者内（観察者内）信頼性とは、一人で2回以上測定した方法の信頼性を判断するものである（Jordan 2000）。数字で表されるデータのばらつきを評価するには統計を用いることができることから、信頼性の測定を評価するにも統計を用いることができる。測定手段の信頼性を測定するために用いられる主な統計的検定は、級内相関係数（ICC）である。これは数値で表されるものであり、2つの変数の関係の近さを測定するものである。数字が−1または+1に近づくほど、関係が強いということになる。

妥当性

"妥当性とは、ある検査が意図する通りのものを測定するものでなければならないという考え方である"（Hicks 2004）。さまざまな種類の妥当性がある。

表面的妥当性とは、その器具が意図するものを測定するものであるように見えることである。

内容的妥当性は、ある器具が関心領域を十分に測定するものであり、かつそれを表すものであるかどうかを判断することにより明らかになる。

構成概念妥当性とは、ある検査が調査対象となる理論を評価するものでなければならないという考え方である。

基準妥当性は、十分に確立された測定の黄金標準と遜色ない結果が、ある測定器具によってもたらされる程度を吟味するものである。たとえば、Jamarダイナモメータは、握力測定の黄金標準である。

角度測定

患者の周辺関節の可動域（ROM）は一般に、臨床医が万能角度計（図1.1）を用いて評価する。角度計とは360°または180°の分度器に、固定バーおよび可動バーがついたものである。分度器の中心に軸があり、可動バーはここを中心に動くようになっている。

万能角度計には、測定する関節の大きさに応じてさまざまなサイズのものがある。図1.1のものは、股関節を測定するための大型万能角度計であり、図3.2のものは、足関節底屈を測定する小型万能角度計である。母指中手指節関節の屈曲を測定するには、小型手指角度計を用いる（図7.3）。

頸部の可動域を測定するには、頸部測定システムを用いる（図8.7）。このシステムは頭部用の特殊装置であり、頭部の大きさを問わずに装着でき、傾斜計が2カ所とコンパス型角度計が1カ所取り付けてある。いずれも装置の頭部部分に取り付けられており、頸部の屈曲または伸展、側屈、回旋を容易に測定することができるようになっている。

膝の屈曲／伸展／過伸展を記録する

膝を十分に伸展させることができない患者や、膝が過伸展する患者の測定値をどのように記録するかについては、見解の分かれるところである。国際膝記録委員会（IKDC）では、膝可動域、すなわち屈曲／ゼロ点／過伸展の3つの数字を次のように記録するよう提案している。まず膝屈曲は、角度計で測定した角度の数字で105°のように記録する。膝がたとえば20°曲がっているなど、十分に伸展できない患者については、105／20／0と記録する。この場合、この患者には20°屈曲拘縮があることになる。屈曲が105°、過伸展が10°であれば、105／0／10と記録することになり、膝屈曲が105°で正常な位置までの伸展であれば、105／0／0と記録することになる（Heftiら1993）。

巻　尺

巻尺は安価でありながらも、肢囲(図1.7)、関節周囲(図2.3)、脚長(図1.32-34)、脊柱の動き(図8.3、図8.4)および胸部拡張(図9.2)信頼性のある手段である。

JAMAR握力計

握力を測定するには、Jamar握力計が用いられる。この握力計はシール油圧システムを用いたものであり、ポンドとキログラムの目盛りが付いている(図6.22)。現在では、握力測定の黄金標準であると考えられている(Mathiowetz 2002、Shechtmanら 2005)。

徒手筋力テスト／オックスフォード分類

徒手筋力テストは依然として、筋力障害を記録する方法として最も一般的に用いられている。通常、0から5の点数で筋力を記録する(Medical Research Council 1976)。各評点については表0.1に見るとおりである。

表 0.1

オックスフォード分類	
評 点	定　義
0	筋の収縮なし
1	わずかな収縮
2	重力の影響を受けずに全域可動
3	重力に抗して全域可動させて止める
4	最小の抵抗に抗して全域可動
5	最大の抵抗に抗して全域可動

肺気量測定

　肺気量測定は、肺機能の評価およびモニタリングに用いられる。肺活量計では、**肺活量（VC）、一秒量（FEV₁）、努力肺活量（FVC）および FEV₁／FVC 比**を測定することができる。

- **肺活量**とは、できるだけ大きく息を吸い込んでから、それを全部吐き出して測定する息の最大量である
- **一秒量（FEV₁）**とは、できるだけ大きく息を吸い込んだあと、1秒間で吐き出すことのできる呼気の量である
- **努力肺活量（FVC）**とは、最大限吐き出すことのできる息の総量である
- **FEV₁／FVC 比**とは、1秒間に吐き出すことのできるFVCの割合である

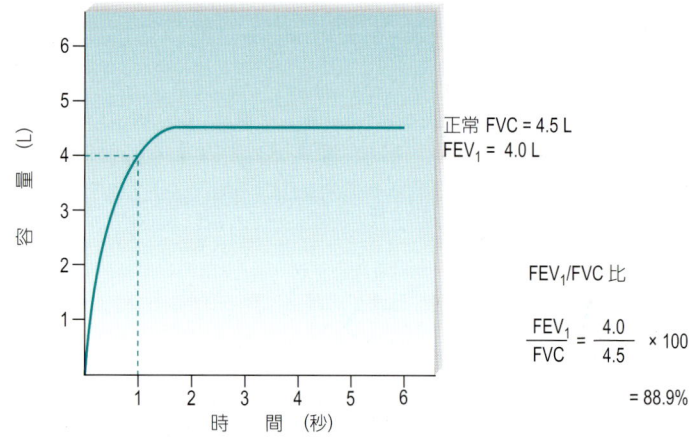

図 0.1　正常な容量－時間曲線

　喘息や慢性閉塞性肺疾患（COPD）といった閉塞性疾患の場合、気道が狭くなったり閉塞していたりする。
- 容量は正常
- 気道の閉塞により息を吐き出すのが遅い
- 平坦な曲線となる

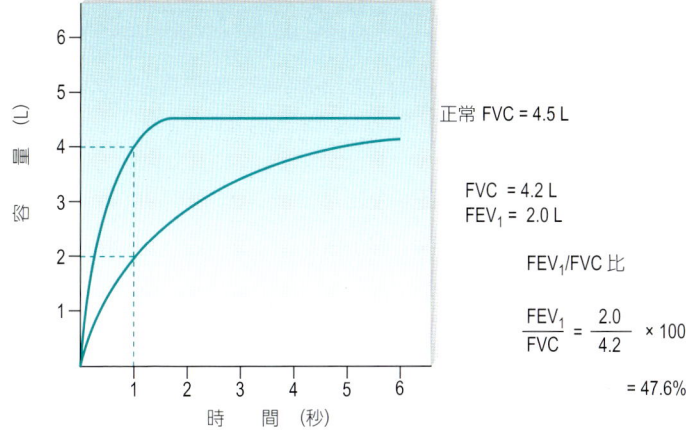

図0.2 閉塞性疾患患者の容量—時間曲線

- 容量は正常
- FEV_1が低い
- FEV_1／FVC比が低い

じん肺、けい肺、アスベスト肺といった拘束性肺疾患の場合、肺が線維化および瘢痕化していることがある。

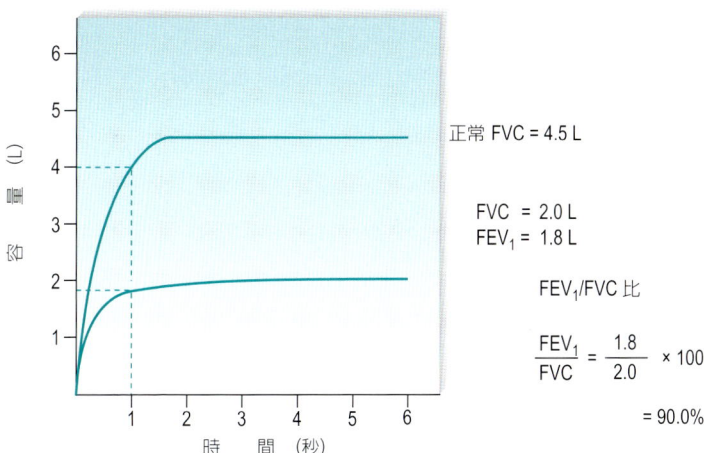

図0.3 拘束性疾患患者の容量—時間曲線

- 容量が少ない
- 呼出速度は正常
- 容量―時間曲線の形は正常であるが、数値は低い
- FVCが低い
- FEV_1が低い
- FEV_1／FVC比は正常

　複合性／混合性の肺疾患の場合には、拘束性と閉塞性の要素が合わさることになる。

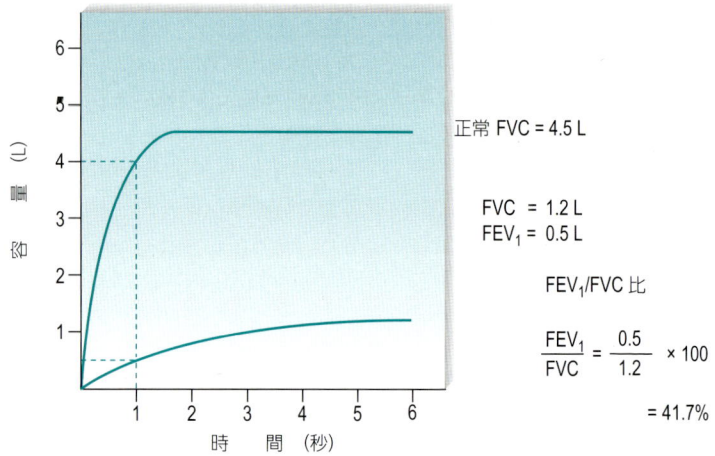

図0.4　複合性／混合性疾患患者の容量―時間曲線

- 肺容量が減少する（拘束性）
- 気道が狭まる（閉塞性）
- 全パラメータが影響を受け、FVCおよびFEV_1が低下する
- FEV_1／FVC比が低下する

　患者の状態を他覚的にモニタリングするための手段として、喘息管理にはポータブル型のピークフローメータ（**PFM**）を用いることが推奨される。PFMは患者の最大呼気流量（**PEFR**）を測定するものである。

　最大呼気流量とは、できるだけ大きく息を吸い込んだ状態から努力呼出をして、10ms間続いた呼気流量のうち最大のものをいい、1分間当たりの量（L）で表される。市販のPFMにはいくつか種類があり、本書では後ほどミニライト・ピークフローメーターについて説明する。

肺気量測定 **xv**

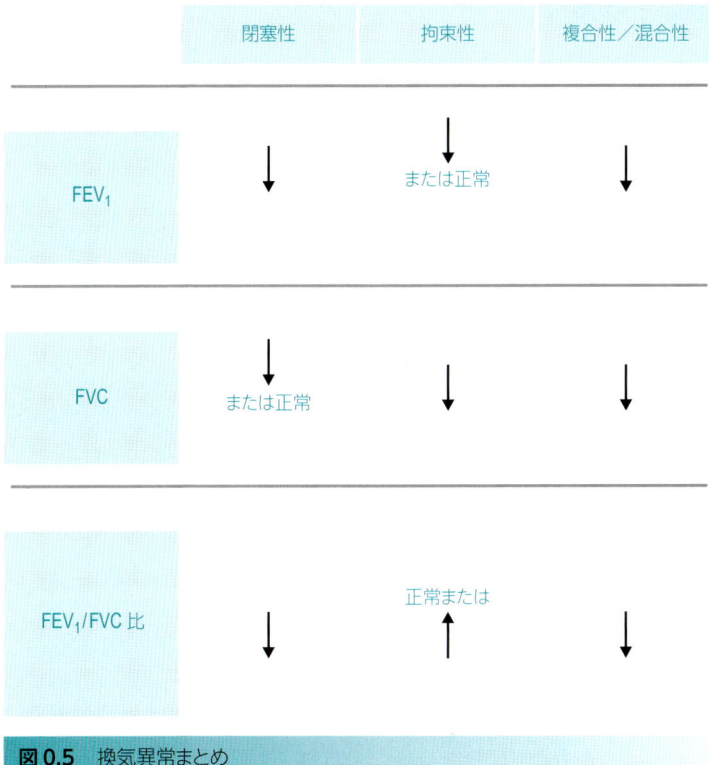

図 0.5 換気異常まとめ

引用文献

Hefti F, Müller W, Jakob RP, Stäubli H-U 1993 Evaluation of knee ligament injuries with the IKDC form. Knee Surgery, Sports Traumatology, Arthroscopy 1:226–234

Hicks C 2004 Research methods for clinical therapists, 4th edn. Churchill Livingstone, Edinburgh, p. 243

Jordan K 2000 Assessment of published reliability studies for cervical spine range-of-motion measurement tools. Journal of Manipulative and Physiological Therapeutics 23(3):180–195

Mathiowetz V 2002 Comparison of Rolyan and Jamar dynamometers for measuring grip strength. Occupational Therapy International 9(3):201–209

Medical Research Council 1976 Aids to the examination of the peripheral nervous system. Her Majesty's Stationery Office, London

Shechtman O, Gestewitz L, Kimble C 2005 Reliability and validity of the DynEx dynamometer. Journal of Hand Therapy 18(3): 339–347

参考書・関連書

Hough A 2001 Physiotherapy in respiratory care, 3rd edn. Nelson Thornes, Cheltenham

Pryor JA Prasad SA 2008 Physiotherapy for respiratory and cardiac problems: adults and paediatrics, 4th edn. Churchill Livingstone, London

股関節

第 1 章

- 解　剖　1
  - 触知される骨標識点　2
  - 靭帯　2
  - 筋　3
    - 伸筋　3
    - 屈筋　4
    - 外転筋　5
    - 内転筋　6
    - 外旋筋　7
    - 内旋筋　8
- 測　定　8
  - 可動域　9
    - 伸展　9
    - 屈曲　10
    - 外転　11
    - 内転　12
    - 外旋　13
    - 内旋　14
    - 観察／
  - 振り返り用チェックリスト　16
- 筋量　17
  - 脚囲：大腿部　17
  - 観察／
  - 振り返り用チェックリスト　19
- 筋力：
- オックスフォード分類　20
  - 伸筋　20
  - 屈筋　22
  - 外転筋　25
  - 内転筋　27
  - 外旋筋　30
  - 内旋筋　32
- 脚　長　36
  - 真の肢長　38
  - 真の短縮部位　38
  - 見かけの短縮　38

解　剖

1. 股関節とは、滑液で覆われた球関節である
2. 大腿骨頭と寛骨臼との関節である
3. 強い関節囊があって、寛骨臼および大腿骨頚部の関節唇に付着している
4. きわめて強い関節包靭帯、すなわち腸骨大腿靭帯、恥骨大腿靭帯、坐骨大腿靭帯がある

5. 寛骨臼唇がある分、寛骨臼が深くなっている
6. 股関節に生じる動きには、屈曲、伸展、外転、内転、外旋、内旋がある

触知される骨標識点

寛骨では、腸骨稜、上前腸骨棘（ASIS）、上後腸骨棘（PSIS）、恥骨結節、坐骨結節。

大腿骨では、大転子。

靭 帯

表1.1

靭 帯			
靭 帯	起始部	停止部	動きの制限
腸骨大腿靭帯	下前腸骨棘	大腿骨の転子間線	この靭帯は股関節の伸展、内転および外旋を制限する
恥骨大腿靭帯	寛骨の腸恥隆起および恥骨上行枝	大腿骨の転子間線の下部	この靭帯は股関節の伸展、外転および外旋を制限する
坐骨大腿靭帯	寛骨臼の下後方の坐骨体	大腿骨頚部の大転子側の付け根の上部	この靭帯は股関節の伸展、外転および内旋を制限する
寛骨臼横靭帯	寛骨臼の下縁の空いた部分をまたいでいる		
円靭帯	寛骨臼切痕縁	大腿骨頭窩	この靭帯は屈曲時と内転時に引っ張られる

筋
伸 筋

表1.2

股関節の伸筋

筋	起始部	停止部	神経支配	動き
大殿筋	腸骨殿筋面、寛骨の腸骨稜、尾骨、仙骨および仙結節靭帯	大腿骨殿筋粗面(4分の1)、(4分の3)が腸脛靭帯形成	下殿神経 L5、S1、2	股関節の伸展、膝の伸展(腸脛靭帯を通じて)
半腱様筋(ハムストリング)	寛骨の坐骨結節	内側顆の内側面	坐骨神経 L5、S1、2	股関節の伸展と膝の屈曲
半膜様筋(ハムストリング)	寛骨の坐骨結節	内側顆の後内側面	坐骨神経 L5、S1、2	股関節の伸展と膝の屈曲
大腿二頭筋(ハムストリング)	寛骨の坐骨結節	腓骨頭	坐骨神経 L5、S1、2	股関節の伸展と膝の屈曲

屈 筋

表1.3

股関節の屈筋				
筋	起始部	停止部	神経支配	動き
大腰筋	全腰椎の横突起、第12胸椎と全腰椎の椎体、全腰椎上の椎間板	大腿骨の小転子	腰部神経叢の神経枝 L2、3	股関節の屈曲、体幹の屈曲
腸骨筋	寛骨の腸骨窩上3分の2、仙骨翼	大腿骨の小転子	大腿神経 L2、3	股関節の屈曲
恥骨筋	恥骨上枝、寛骨の腸恥隆起および恥骨結節	大腿骨の恥骨筋線	大腿神経 L2、3	股関節の屈曲および内転
大腿直筋	寛骨の下前腸骨棘（AIIS）および寛骨臼上の反転頭	膝蓋骨の上縁	大腿神経 L2、3、4	股関節の屈曲および膝の伸展
縫工筋	寛骨の上前腸骨棘（ASIS）	脛骨体内側、薄筋および半腱様筋を伴う	大腿神経 L2、3	股関節および膝の屈曲、大腿部の外旋および外転、大腿骨に接しての脛骨の内旋
大腿筋膜張筋	寛骨の腸骨稜外唇の前3分の1	腸脛靭帯に合流し、これが膝蓋靭帯／支帯の外側面に停止する	上殿神経 L4、5	股関節の屈曲、外転および内旋と、膝の伸展

外転筋

表1.4

股関節の外転筋				
筋	起始部	停止部	神経支配	動き
大殿筋	腸骨殿筋面、寛骨の腸骨稜、尾骨、仙骨および仙結節靭帯	大腿骨殿筋粗面(4分の1)、(4分の3)が腸脛靭帯形成	下殿神経 L5、S1、2	股関節の伸展、膝の伸展(腸脛靭帯を通じて)
中殿筋	腸骨殿筋面、寛骨の前後殿筋線の間	大腿骨の大転子の上外側面	上殿神経 L4、5、S1	股関節の外転および内旋
小殿筋	腸骨殿筋面、寛骨の前殿筋線の前かつ下殿筋線の上	大腿骨の大転子の前上面	上殿神経 L4、5、S1	股関節の外転および内旋
大腿筋膜張筋	寛骨の腸骨稜外唇の前3分の1	腸脛靭帯の2層間	上殿神経 L4、5	股関節の外転、屈曲および内旋

内転筋

表1.5

股関節の内転筋

筋	起始部	停止部	神経支配	動き
大内転筋	寛骨の坐骨結節	大腿骨の粗線および内転筋結節の上部	閉鎖神経 L2、3	股関節の内転で、これが大腿部の位置に応じて股関節の内旋または外旋となる
長内転筋	寛骨の恥骨体	大腿骨粗線の中2分の1	閉鎖神経 L2、3、4	大腿部の内転
短内転筋	寛骨の恥骨下枝の外側部	大腿骨粗線上半分	閉鎖神経 L2、3、4	大腿部の内転
薄筋	寛骨の恥骨体の前、恥骨下枝および下坐骨枝	脛骨体の内側面	閉鎖神経 L2、3	大腿部の内転および膝の屈曲
恥骨筋	寛骨の恥骨上枝、腸恥隆起および恥骨結節	大腿骨の恥骨筋線	大腿神経 L2、3	股関節の屈曲および内転

外旋筋

表1.6

股関節の外旋筋				
筋	起始部	停止部	神経支配	動き
大殿筋	腸骨殿筋面	大腿骨殿筋粗面(4分の1)、(4分の3)が腸脛靱帯形成	下殿神経 L5、S1、2	股関節の伸展、膝の伸展(腸脛靱帯を通じて)
梨状筋	第2-4仙骨部の前、寛骨の腸骨殿筋面および仙結節靱帯	大腿骨の大転子の上縁および内側	仙骨神経叢の前枝 L5、S1、2	股関節の外旋および(座位であれば)外転
内閉鎖筋	閉鎖膜の内表面およびその周囲の寛骨の骨縁	大腿骨の大転子の内側面	内閉鎖筋への神経 L5、S1、2	股関節の外旋および(座位であれば)外転
上双子筋	寛骨の坐骨棘の殿筋面	大腿骨の大転子の内側面	上殿神経 L4、5、S1	股関節の外旋および(座位であれば)外転
下双子筋	寛骨の坐骨結節の上部	内閉鎖筋と合流し大腿骨の大転子の内側面に付着	大腿四頭筋への筋 L4、5、S1	股関節の外旋および(座位であれば)外転

内旋筋

表1.7

股関節の内旋筋

筋	起始部	停止部	神経支配	動き
大腿筋膜張筋	寛骨の腸骨稜外唇の前3分の1	腸脛靱帯の2層間	上殿神経 L4、5	股関節の外転、屈曲および内旋
中殿筋	腸骨殿筋面、寛骨の前後殿筋線の間	大腿骨の大転子の上外側面	上殿神経 L4、5、S1	股関節の外転および内旋
小殿筋	腸骨殿筋面、寛骨の前殿筋線の前かつ下殿筋線の上	大腿骨の大転子の前上面	上殿神経 L4、5、S1	股関節の外転および内旋

測　定

臨床でのヒント

触診。股関節の中心は大転子の頂点を通る水平面上にある。この関節の中心は、鼡径靱帯（上前腸骨棘［ASIS］から恥骨結節へ伸びる）の中3分の1の1cm下にある。

可動域
伸展

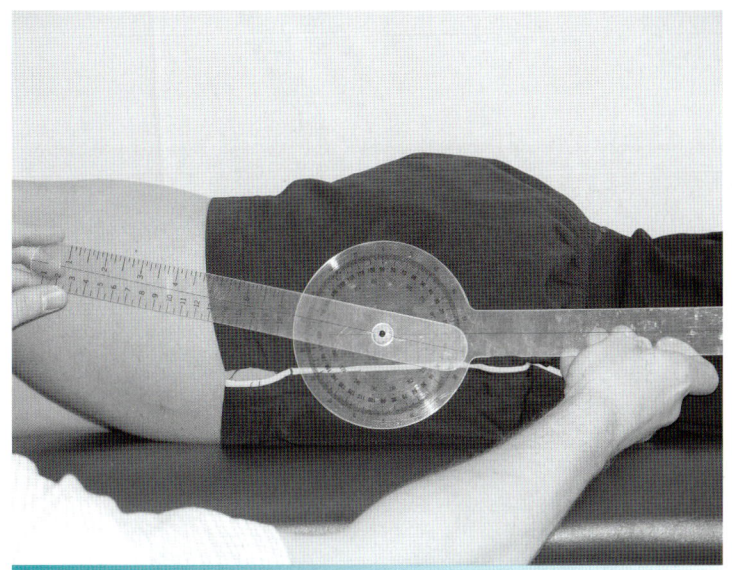

図1.1 股関節伸展の角度測定

開始位置：患者は台の上で腹臥位にさせる。股関節は中間位、膝は伸ばしておく。足首から下が台の外に出るようにして力を抜いておく。
角度計の軸：角度計の軸は、大腿骨の大転子の位置に当てる。
固定バー：体幹の中腋窩線と平行にする。
可動バー：大腿骨の長軸と平行かつ大腿骨外側上顆を指すようにする。
患者への指示："脚をできるところまで上げてください。"
終了位置：股関節を可動限界まで伸ばしたところ。
トリック動作：腰椎の伸展。

臨床でのヒント
大転子は腸骨稜を触知することによって見つけることができる。腸骨稜の中心点に手のひらの付け根を当てて手を真下に向け、中指の先あたりに触れるのが大転子である。脚を外旋させたり内旋させたりすると、大転子が動いているのが分かる。

屈　曲

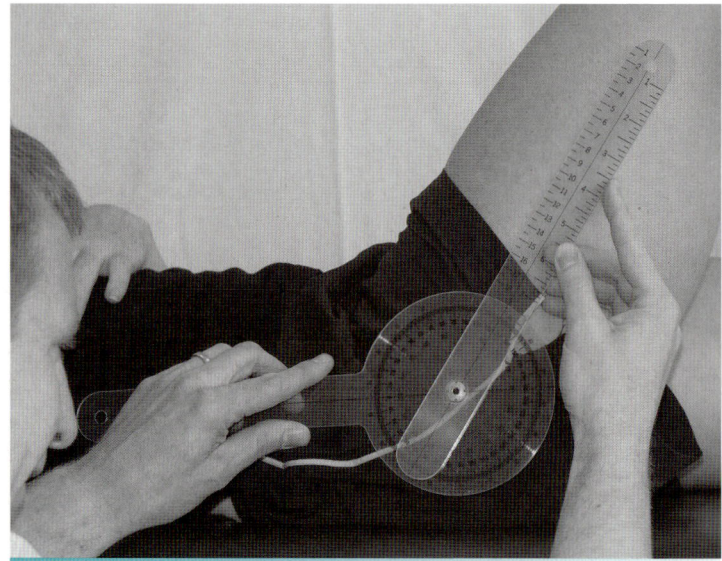

図1.2　股関節屈曲の角度測定

開始位置：患者は台の上で仰臥位にさせる。股関節は中間位、膝は伸ばしておく。
角度計の軸：角度計の軸は、大腿骨の大転子の位置に当てる。
固定バー：体幹の中腋窩線と平行にする。
可動バー：大腿骨の長軸と平行かつ大腿骨外側上顆を指すようにする。
患者への指示："膝を上げて、胸の方にできるだけ近づけてください。かかとは台の上を滑らせるようにしてください。"
終了位置：股関節を可動限界まで曲げたところ。かかとは股関節屈曲の限界まで殿部に近付ける。
トリック動作：腰椎の屈曲。

注意：患者が股関節を屈曲させると、角度計の固定バーと可動バーが動いてしまうため、それぞれ位置を合わせ直すことが必要になることがある。

外　転

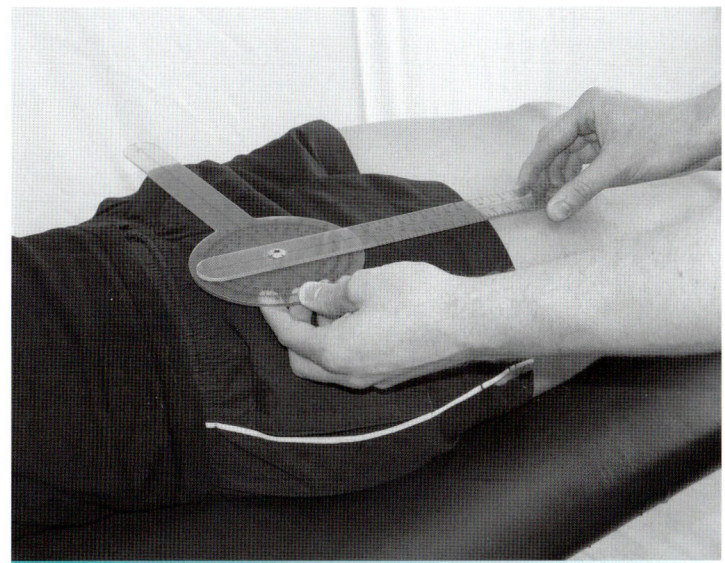

図1.3 股関節外転の角度測定

開始位置：患者は台の上で仰臥位にさせる。股関節は中間位、膝は伸ばしておく。骨盤が水平になっていることを確認する。
角度計の軸：角度計の軸は、測定しようとする側の寛骨の上前腸骨棘（ASIS）の位置に当てる。
固定バー：左右のASISを結ぶ線上に置く。
可動バー：大腿骨の長軸と平行かつ膝蓋骨の中央を指すようにする。
患者への指示："脚を横にできるところまで開いてください。親指の先を天井に向けたままにしておいてください。"
終了位置：股関節を可動限界まで外転させたところ。
トリック動作：股関節の外旋。

内転

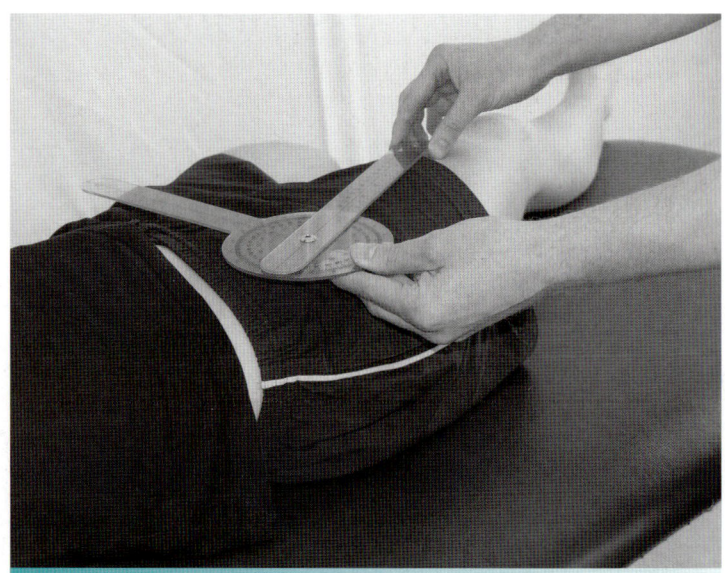

図1.4 股関節内転の角度測定

開始位置：患者は台の上で仰臥位にさせる。股関節は中間位、膝は伸ばしておく。骨盤が水平になっていることを確認する。測定する脚と対側の脚は台の横に下ろし、足台などに軽くのせておく。
角度計の軸：角度計の軸は、測定しようとする側の寛骨の上前腸骨棘（ASIS）の位置に当てる。
固定バー：左右のASISを結ぶ線上に置く。
可動バー：大腿骨の長軸と平行かつ膝蓋骨の中央を指すようにする。
患者への指示："こちらの脚を反対側の足の方に向かってできるところまで移動させてください。親指の先を天井に向けたままにしておいてください。"
終了位置：股関節を可動限界まで内転させたところ。
トリック動作：股関節の内旋。

外　旋

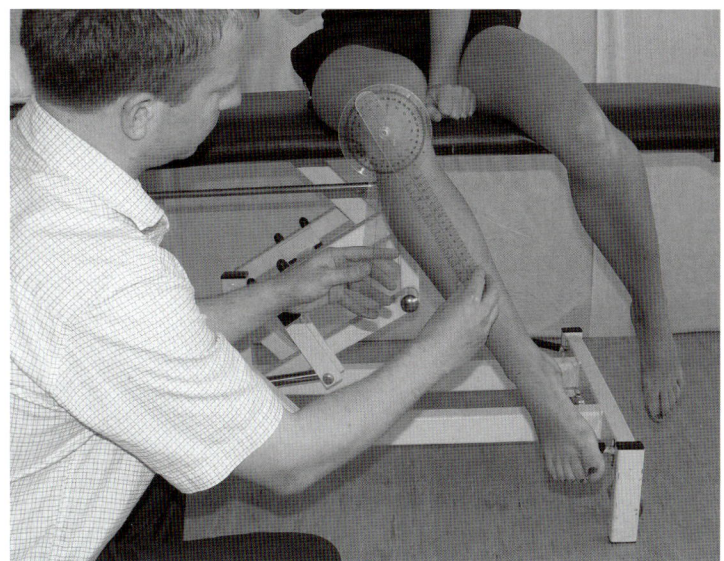

図1.5　股関節外旋の角度測定

開始位置：台の高さを上げ、患者を座位にさせる。股関節も膝も90°屈曲した状態で、股関節は内外旋中間位。測定する脚と対側の脚は横に開き、足台などを軽く踏ませておく。
角度計の軸：角度計の軸は、膝蓋骨の中心に当てる。
固定バー：床に対して垂直にする。
可動バー：脛骨の前縁に平行にする。
患者への指示："膝から下を反対側の足の方にできるところまで動かしてください。"
終了位置：股関節を可動限界まで外旋させたところ。このとき膝から下は内向きに移動することになる。

臨床でのヒント

この動作はやや紛らわしい。足を内側へ向ければ外旋、外側へ向ければ内旋になる。大腿骨骨幹部が回転軸になると考えればよい。足が内側へ向かうということは、この軸が外向きに回転するということであり、足が外側へ向かうということは、この軸が内向きに回転するということである。

内　旋

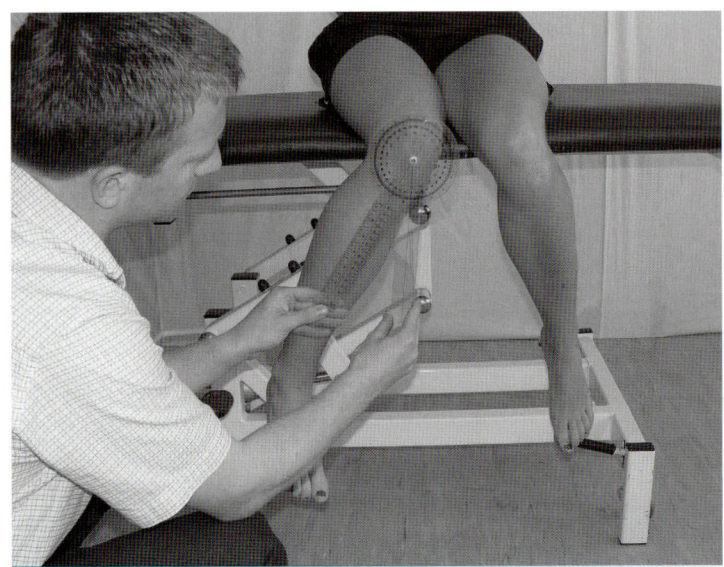

図1.6　股関節内旋の角度測定

開始位置：台の高さを上げ、患者を座位にさせる。股関節も膝も90°屈曲した状態で、股関節は内外旋中間位。測定する脚と対側の脚は横に開き、足台などを軽く踏ませておく。
角度計の軸：角度計の軸は、膝蓋骨の中心に当てる。
固定バー：床に対して垂直にする。
可動バー：脛骨の前縁に平行にする。
患者への指示："膝から下をできるところまで外側に向けて動かしてください。"
終了位置：股関節を可動限界まで内旋させたところ。このとき膝から下は外向きに移動することになる。

臨床でのヒント
この動作はやや紛らわしい。足を内側へ向ければ外旋、外側へ向ければ内旋になる。大腿骨骨幹部が回転軸になると考えればよい。足が内側へ向かうということは、この軸が外向きに回転するということであり、足が外側へ向かうということは、この軸が内向きに回転するということである。

測　定　15

メ　モ

処置の記録

股関節

観察／振り返りチェックリスト

観察事項		はい／いいえ	摘要
自己紹介とスキルの準備	治療場所は枕、毛布、安全な環境など、患者を迎え入れる準備がきちんとできているか		
	療法士は自己紹介したか		
	患者はリラックスしていたか		
	露出や毛布などの掛け方は正しかったか		
	手順の説明はしたか		
	説明は簡潔で分かりやすかったか		
	同意は得たか		
スキルの実施	台の高さは正しかったか		
	療法士は歩み寄っていたか		
	療法士は関節や他の重要な骨標識点を同定できたか		
	角度計は正しい位置に合わせられたか		
	関節の可動域の目盛りは正しく読めたか		
	療法士は身体の左右を比較したか		
当該手技の安全かつ効果的な実施	しかるべく注意を払いながら手順を進めたか		
当該スキルの全体的な出来栄えを評価	優秀		
	優		
	良		
	可		
	何とも言えない		
	不合格		

筋量
脚囲：大腿部

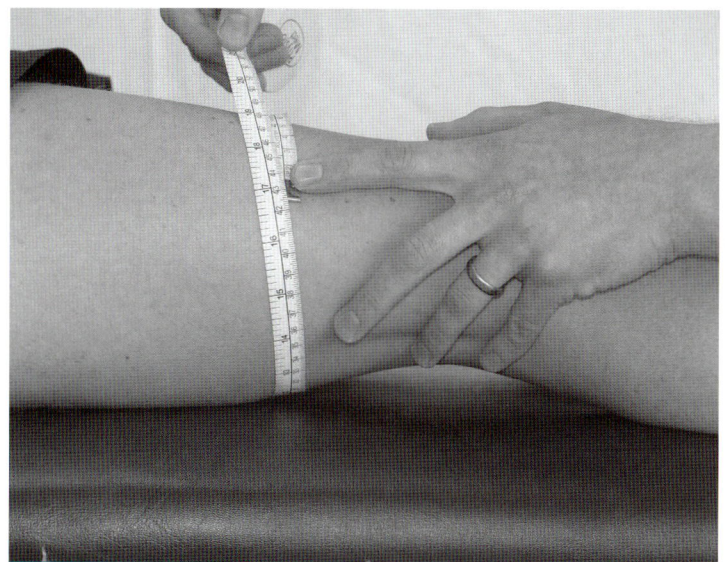

図1.7 大腿囲の測定

患者の姿勢：患者は台の上で、手または肘を後ろについて足を伸ばし、体がぐらつかないようにし、長坐位／側臥位をとる。大腿筋および腓腹筋が弛緩しているよう、膝は力を入れずに伸ばしておく。

方法：脛骨粗面の遠位端から15cm（6インチ）上、20cm（8インチ）上および25cm（10インチ）上の3カ所に印をつける。それぞれの印の部分の太さを巻尺で測定し、その数字を記録する。

それぞれ3回ずつ測定して平均を求め、対側の脚も同じ方法で測定して比較する。

注意点：
　巻尺の状態。ピンと張っているか。
　筋は弛緩していなければならない。
　巻尺はまっすぐに（ねじらない）。
　一貫性ある測定をする。巻尺の上下、センチかインチか。

メ モ

処置の記録

観察／振り返りチェックリスト

観察事項		はい／いいえ	摘要
自己紹介とスキルの準備	治療場所は枕、毛布、安全な環境など、患者を迎え入れる準備がきちんとできているか		
	療法士は自己紹介したか		
	患者はリラックスしていたか		
	露出や毛布などの掛け方は正しかったか		
	手順の説明はしたか		
	説明は簡潔で分かりやすかったか		
	同意は得たか		
スキルの実施	台の高さは正しかったか		
	療法士は歩み寄っていたか		
	療法士は関節や他の重要な骨標識点を同定できたか		
	巻尺は正しい位置に合わせられたか		
	肢囲の目盛りは正しく読めたか		
	療法士は身体の左右を比較したか		
当該手技の安全かつ効果的な実施	しかるべく注意を払いながら手順を進めたか		
当該スキルの全体的な出来栄えを評価	優秀		
	優		
	良		
	可		
	何とも言えない		
	不合格		

筋力：オックスフォード分類

伸　筋

0点　"筋の収縮なし"および1点"わずかな収縮"

患者の姿勢：患者は台の上で腹臥位にさせる。

測定者の姿勢：測定者は患者のそばに立ち、両手で大殿筋を触知する。

患者への指示："お尻の筋に力を入れてみてください。"

臨床でのヒント：筋を念入りに観察して触知することが、ごくわずかな収縮の動きも逃さないようにする上できわめて重要である。

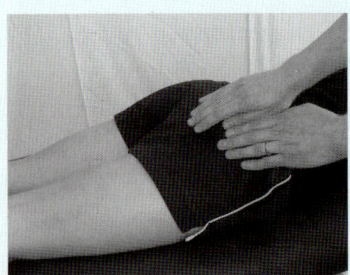

図1.8　股関節伸筋のオックスフォード分類の0点および1点。

2点　"重力の影響を受けずに全域可動"

患者の姿勢：患者は台の上で側臥位とさせる。股関節は完全に屈曲した状態にして支える。

測定者の姿勢：測定者は患者の背中側に立ち、片方の手で右膝を下から、もう片方の手で足を包み込むように支える。

患者への指示："脚全体をできるだけ遠くまで後ろに押してください。"

臨床でのヒント：股関節は可動域の端から端、つまり、完全屈曲位から完全伸展位まで動かすようにしなければならない。脚は重いので、測定者が安全な姿勢をとることも測定手技で重要なことのひとつである。

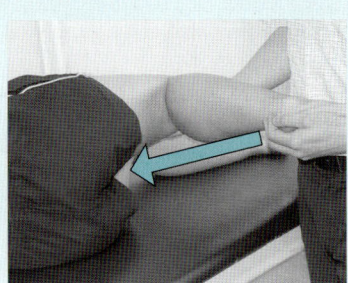

図1.9　股関節伸筋のオックスフォード分類の2点。完全屈曲位から完全伸展位まで（後方へ）脚を動かしているところ。

3点 "重力に抗して全域可動"

患者の姿勢：患者は台の上で腹臥位にさせ、右脚は台の横へ下ろして股関節/脚を完全屈曲させる。

測定者の姿勢：測定者は患者のそばに立つか膝をつき、動きを観察する。

患者への指示："脚をできるところまで上げてください。"

股関節は可動域の端から端、つまり、完全屈曲位から完全伸展位まで動かすようにしなければならない。

臨床でのヒント：特に可動域の狭い患者については、台の上で腹臥位にさせて股関節は中間位から開始しなければならない。

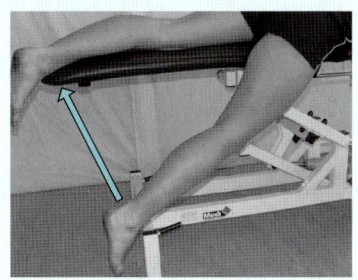

図1.10 股関節伸筋のオックスフォード分類の3点。完全屈曲位から完全伸展位まで（天井に向けて）脚を動かしているところ。

4点 "最小の抵抗に抗して全域可動"

患者の姿勢：患者は台の上で腹臥位にさせ、右脚は台の横へ下ろして股関節/脚を完全屈曲させる。

測定者の姿勢：測定者は患者のそば立ち、患者の下腿にごく弱い抵抗を与える。

患者への指示："ごく弱く押さえておきますから、これをできるだけ上に押し上げてください。"

股関節は可動域の端から端、つまり、完全屈曲位から完全伸展位まで動かすようにしなければならない。

臨床でのヒント：てこの原理を利用して、脚に対する抵抗が確実に一定になるようにする。患者には、抵抗の大きさがわかるよう、ゆっくりと動かし始めるように言う。

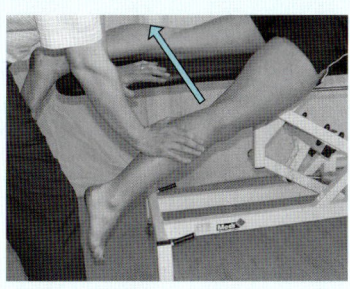

図1.11 股関節伸筋のオックスフォード分類の4点および5点。完全屈曲位から完全伸展位まで（天井に向けて）脚を動かしているところ。

5点 "最大の抵抗に抗して全域可動"

患者の姿勢：患者は台の上で腹臥位にさせ、右脚は台の横へ下ろして股関節／脚を完全屈曲させる（図1.11を参照）。

測定者の姿勢：測定者は患者のそばに立ち、患者の下腿に最大の抵抗を与える。

患者への指示："強く押さえておきますから、これをできるだけ上に押し上げてください。"

股関節は可動域の端から端、つまり、完全屈曲位から完全伸展位まで動かすようにしなければならない。

臨床でのヒント：てこの原理を利用して、脚に対する抵抗が確実に一定になるようにする。患者には、抵抗の大きさがわかるよう、ゆっくりと動かし始めるように言う。なお、患者の股関節伸筋（大殿筋）の力は、測定者が与える抵抗よりも大きいと思われる。この手技を安全かつ効果的に実施できるよう、安全で力を入れやすい姿勢をとること。

屈　筋

0点 "筋の収縮なし" および1点 "わずかな収縮"

患者の姿勢：患者は台の上で仰臥位にさせる。

測定者の姿勢：測定者は患者のそばに立ち、両手で大腿直筋を触知する。

患者への指示："太腿の筋に力を入れてみてください。"／"台から脚を浮かせるようにしてみてください。"

臨床でのヒント：筋を念入りに観察して触知することが、ごくわずかな収縮の動きも逃さないようにする上できわめて重要である。

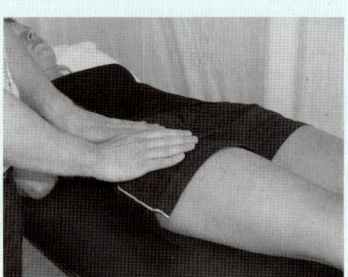

図1.12　股関節屈筋のオックスフォード分類の0点および1点。

2点 "重力の影響を受けずに全域可動"

患者の姿勢：患者は台の上で側臥位にさせる。股関節は完全に伸展した状態にして支える。

測定者の姿勢：測定者は患者の前に立ち、片方の手で右大腿／膝を下から、もう片方の手で足を包み込むように支える。

患者への指示："脚をできるだけ前に動かしてください。"

股関節は可動域の端から端、つまり、完全伸展位から完全屈曲位まで動かすようにしなければならない。

臨床でのヒント：脚は重いので、測定者が安全な姿勢をとることも測定手技で重要なことのひとつである。

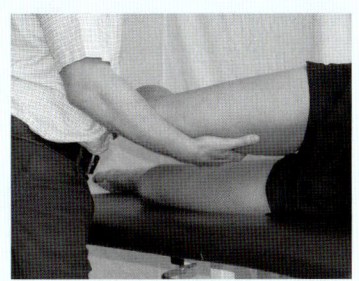

図1.13 股関節屈筋のオックスフォード分類の2点。完全伸展位から完全屈曲位まで（前方へ）脚を動かしているところ。

3点 "重力に抗して全域可動"

患者の姿勢：患者は台の上で仰臥位にさせ、右脚は台の横に下ろして股関節／脚を完全屈曲させる。

測定者の姿勢：測定者は患者のそばに立ち、動きを観察する。

患者への指示："脚をできるところまで上げてください。"

股関節は可動域の端から端、つまり、完全伸展位から完全屈曲位まで動かすようにしなければならない。

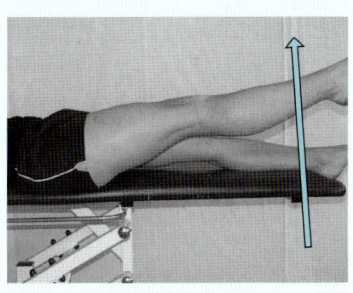

図1.14 股関節屈筋のオックスフォード分類の3点。完全伸展位から完全屈曲位まで（天井に向けて）脚を動かしているところ。

4点 "最小の抵抗に抗して全域可動"

患者の姿勢：患者は台の上で仰臥位にさせ、右脚は台の横に下ろして股関節／脚を完全伸展させる。

測定者の姿勢：測定者は患者のそばに立ち、患者の大腿にごく弱い抵抗を与える。

患者への指示："ごく弱く押さえておきますから、これをできるだけ上に押し上げてください。"

股関節は可動域の端から端、つまり、完全伸展位から完全屈曲位まで動かすようにしなければならない。

臨床でのヒント：てこの原理を利用して、脚に対する抵抗が確実に一定になるようにする。患者には、抵抗の大きさがわかるよう、ゆっくりと動かし始めるように言う。

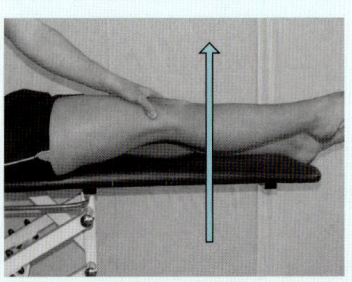

図1.15 股関節屈筋のオックスフォード分類の4点および5点。完全伸展位から完全屈曲位まで（天井に向けて）脚を動かしているところ。

5点 "最大の抵抗に抗して全域可動"

患者の姿勢：患者は台の上で仰臥位にさせ、右脚は台の横に下ろして股関節／脚を完全伸展させる。（図1.15を参照）。

測定者の姿勢：測定者は患者のそばに立ち、患者の大腿に最大の抵抗を与える。

患者への指示："強く押さえておきますから、これをできるだけ上に押し上げてください。"

股関節は可動域の端から端、つまり、完全伸展位から完全屈曲位まで動かすようにしなければならない。

臨床でのヒント：てこの原理を利用して、脚に対する抵抗が確実に一定になるようにする。患者には、抵抗の大きさがわかるよう、ゆっくりと動かし始めるように言う。なお、患者の股関節屈筋（腸腰筋および大腿直筋）の力は、測定者が与える抵抗よりも大きいと思われる。この手技を安全かつ効果的に実施できるよう、安全で力を入れやすい姿勢をとること。

外転筋

0点 "筋の収縮なし"および1点"わずかな収縮"

患者の姿勢： 患者は台の上で仰臥位にさせる。

測定者の姿勢： 測定者は患者のそばに立ち、両手で中殿筋および小殿筋を触知する。

患者への指示： "脚を横に開こうとしてみてください。"

臨床でのヒント： 筋を念入りに観察して触知することが、ごくわずかな収縮の動きも逃さないようにする上できわめて重要である。

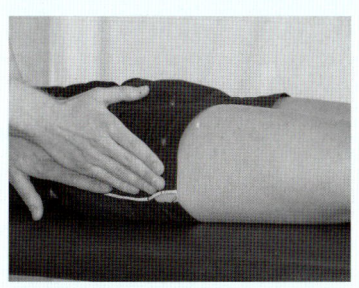

図1.16 股関節外転筋のオックスフォード分類の0点および1点。

注意： 中殿筋は腸骨稜と大転子との間に触知することができ、小殿筋は上前腸骨棘（ASIS）と大転子との間に触知することができる。

2点 "重力の影響を受けずに全域可動"

患者の姿勢： 患者は台の上で仰臥位にさせる。対側の脚は台の横に下ろし、足台などに軽くのせておく。

測定者の姿勢： 測定者は患者のそばに立ち、片方の手で右大腿を下から、もう片方の手で膝裏のすぐ下を支える。

患者への指示： "脚を横にできるところまで開いてください。"

股関節は可動域の端から端、つまり、完全内転位から完全外転位まで動かすようにしなければならない。

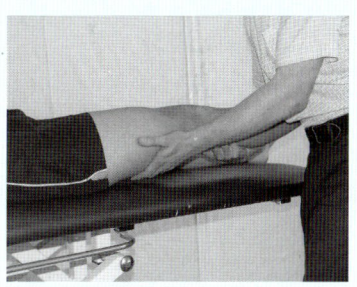

図1.17 股関節外転筋のオックスフォード分類の2点。完全内転位から完全外転位まで（外側へ）脚を動かしているところ。

臨床でのヒント： 脚は重いので、測定者が安全な姿勢をとることも測定手技で重要なことのひとつである。

3点 "重力に抗して全域可動"

患者の姿勢：患者は台の上で側臥位とさせるか、台を支えにして立たせる。

測定者の姿勢：測定者は患者のそばに立ち、動きを観察する。

患者への指示：側臥位をとらせている場合には、"脚全体をできるだけ遠くまで上げてください。"

股関節は可動域の端から端、つまり、完全内転位から完全外転位まで動かすようにしなければならない。

側臥位をとっているため、完全内転位から開始することはできない。

立位の場合には、"脚をできるだけ遠くまで開いてください。"

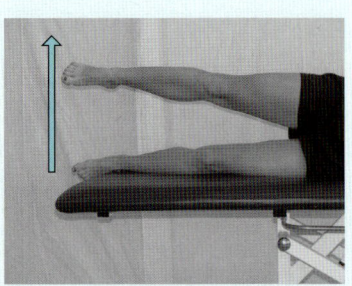

図1.18　股関節外転筋のオックスフォード分類の3点。完全内転位から完全外転位まで（天井に向けて）脚を動かしているところ。

4点 "最小の抵抗に抗して全域可動"

患者の姿勢：患者は台の上で側臥位にさせる。もうひとつの姿勢としては、台を支えにして立たせる。

測定者の姿勢：測定者は患者の足元に立ち、患者の下腿にごく弱い抵抗を与える。

患者への指示："ごく弱く押さえておきますから、これをできるだけ上に押し上げてください。"

股関節は可動域の端から端、つまり、完全内転位から完全外転位まで動かすようにしなければならない。

側臥位をとっているため、完全内転位から開始することはできない。

臨床でのヒント：てこの原理を利用して、脚に対する抵抗が確実に一定になるようにする。患者には、抵抗の大きさがわかるよう、ゆっくりと動かし始めるように言う。

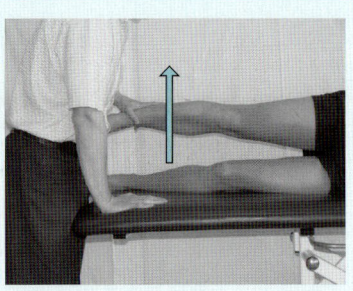

図1.19　股関節外転筋のオックスフォード分類の4点および5点。完全内転位から完全外転位まで（天井に向けて）脚を動かしているところ。

5点 "最大の抵抗に抗して全域可動"

患者の姿勢: 患者は台の上で側臥位とさせるか、台を支えにして立たせる(図1.19を参照)。

測定者の姿勢: 測定者は患者の足元に立ち、患者の下腿に最大の抵抗を与える。

患者への指示: "強く押さえておきますから、これをできるだけ上に押し上げてください。"

股関節は可動域の端から端、つまり、完全内転位から完全外転位まで動かすようにしなければならない。

臨床でのヒント: てこの原理を利用して、脚に対する抵抗が確実に一定になるようにする。患者には、抵抗の大きさがわかるよう、ゆっくりと動かし始めるように言う。なお、患者の股関節外転筋(中殿筋および小殿筋)の力は、測定者が与える抵抗よりも大きいと思われる。この手技を安全かつ効果的に実施できるよう、安全で力を入れやすい姿勢をとること。

内 転 筋

0点 "筋の収縮なし"および1点"わずかな収縮"

患者の姿勢: 患者は台の上で仰臥位にさせる。

測定者の姿勢: 測定者は患者のそばに立ち、股関節内転筋(大内転筋、長内転筋および短内転筋)を触知する。

患者への指示: "筋に力を入れて、脚を閉じようとしてみてください。"

臨床でのヒント: 筋を念入りに観察して触知することが、ごくわずかな収縮の動きも逃さないようにする上できわめて重要である。内転筋群は大腿部内側の高い位置で触知することができる。大内転筋は大腿部内側のやや下の内転筋結節のすぐ上にあって、容易に触知することができる。

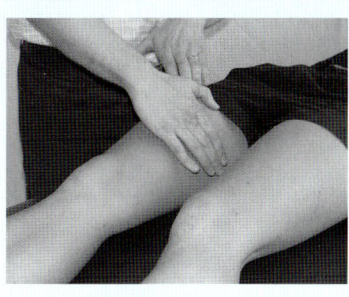

図1.20 股関節内転筋のオックスフォード分類の0点および1点。

2点 "重力の影響を受けずに全域可動"

患者の姿勢：患者は台の上で仰臥位にさせ、右脚を外転させておく。

測定者の姿勢：測定者は患者のそばに立ち、股関節を内転位に動かすことができるよう、右脚を少し持ち上げて支える。

患者への指示："脚をできるところまで内側に寄せてください。"

股関節は可動域の端から端、つまり、完全外転位から完全内転位まで動かすようにしなければならない。

臨床でのヒント：脚は重いので、測定者が安全な姿勢をとることも測定手技で重要なことのひとつである。

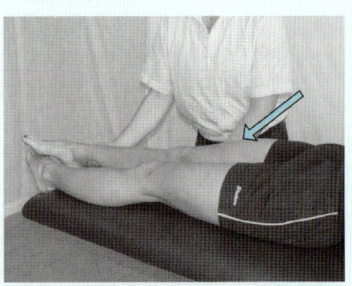

図1.21　股関節内転筋のオックスフォード分類の2点。脚は完全外転位から完全内転位まで(内側へ)動かし終わったところ。

3点 "重力に抗して全域可動"

患者の姿勢：患者は台の上で右側臥位にさせる。内転させやすいよう、右股関節を若干屈曲させておく。

測定者の姿勢：測定者は患者のそばに立ち、動きを観察する。

患者への指示："脚をできるところまで持ち上げてください。"

股関節は可動域の端から端、つまり、外転位から完全内転位まで動かすようにしなければならない。

臨床でのヒント：側臥位をとっているため、完全外転位から開始することはできない。

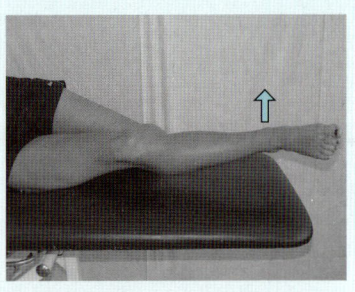

図1.22　股関節内転筋のオックスフォード分類の3点。外転位から完全内転位まで(天井に向けて)脚を動かしているところ。

4点 "最小の抵抗に抗して全域可動"

患者の姿勢：患者は台の上で右側臥位にさせ、内転させやすいよう、右股関節を若干屈曲させておく。

測定者の姿勢：測定者は患者の足元に立ち、患者の下腿にごく弱い抵抗を与える。

患者への指示："ごく弱く押さえておきますから、これをできるだけ上に押し上げてください。"

股関節は可動域の端から端、つまり、外転位から完全内転位まで動かすようにしなければならない。

臨床でのヒント：側臥位をとっているため、完全外転位から開始することはできない。

臨床でのヒント：てこの原理を利用して、脚に対する抵抗が確実に一定になるようにする。患者には、抵抗の大きさがわかるよう、ゆっくりと動かし始めるように言う。

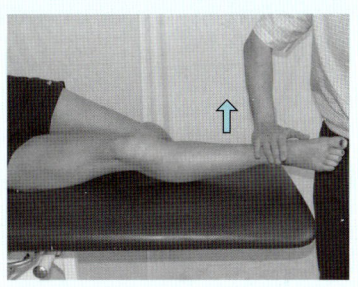

図1.23 股関節内転筋のオックスフォード分類の4点および5点。外転位から完全内転位まで（天井に向けて）脚を動かしているところ。

5点 "最大の抵抗に抗して全域可動"

患者の姿勢：患者は台の上で右側臥位にさせ、内転させやすいよう、右股関節を若干屈曲させておく（図1.23を参照）。

測定者の姿勢：測定者は患者の足元に立ち、患者の下腿に最大の抵抗を与える。

患者への指示："強く押さえておきますから、これを上に押し上げてください。"

股関節は可動域の端から端、つまり、外転位から完全内転位まで動かすようにしなければならない。

臨床でのヒント：側臥位をとっているため、完全外転位から開始することはできない。

臨床でのヒント：てこの原理を利用して、脚に対する抵抗が確実に一定になるようにする。患者には、抵抗の大きさがわかるよう、ゆっくりと動かし始めるように言う。なお、患者の股関節内転筋（大内転筋、長内転筋および短内転筋）の力は、測定者が与える抵抗よりも大きいと思われる。この手技を安全かつ効果的に実施できるよう、安全で力を入れやすい姿勢をとること。

外旋筋

0点 "筋の収縮なし"および1点"わずかな収縮"

患者の姿勢：患者は台の上で腹臥位にさせる。

測定者の姿勢：測定者は患者のそばに立ち、両手で大殿筋を触知する。

患者への指示："お尻の筋に力を入れてみてください。"

臨床でのヒント：筋を念入りに観察して触知することが、ごくわずかな収縮の動きも逃さないようにする上できわめて重要である。ほかの外旋筋は深すぎるため、大殿筋のみを触知することができる。

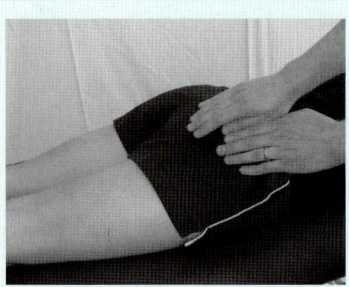

図1.24 股関節外旋筋のオックスフォード分類の0点および1点。

2点 "重力の影響を受けずに全域可動"

患者の姿勢：患者は台の上で仰臥位にさせ、脚を完全に内旋させておく。

測定者の姿勢：測定者は患者のそばに立ち、患者の脚は台にのせたままにしておく。

患者への指示："脚をできるところまで外側に回そうとしてみてください。"

股関節は可動域の端から端、つまり、完全内旋位から完全外旋位まで動かすようにしなければならない。

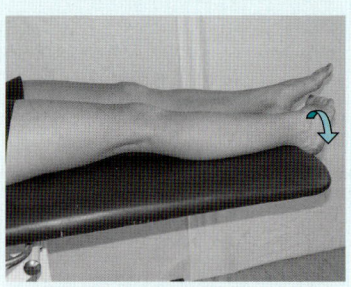

図1.25 股関節外旋筋のオックスフォード分類の2点。完全内旋位から完全外旋位まで（完全に内側から完全に外側に）脚を動かしているところ。

測 定　31

3点 "重力に抗して全域可動"

患者の姿勢：台の高さを上げ、患者を座位にさせる。股関節も膝も90°に曲げた状態にする。完全内旋位から開始する。

測定者の姿勢：測定者は患者の横に立ち、動きを観察する。

患者への指示："脚を内側にできるところまで上げてください。"

完全内旋位から動きを開始し、完全外旋位で終わる。

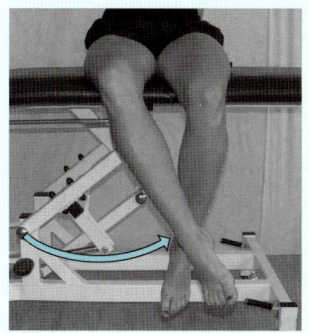

図1.26　股関節外旋筋のオックスフォード分類の3点。脚は完全内旋位から完全外旋位まで動かし終わったところ。

4点 "最小の抵抗に抗して全域可動"

患者の姿勢：台の高さを上げ、患者を座位にさせる。股関節も膝も90°に曲げた状態にする。完全内旋位から開始する。

測定者の姿勢：測定者は患者の横に立つか膝をつき、患者の下腿にごく弱い抵抗を与える。

患者への指示："ごく弱く押さえておきますから、これをできるところまで内側に上へと押してください。"

完全内旋位から動きを開始し、完全外旋位で終わる。

臨床でのヒント：てこの原理を利用して、脚に対する抵抗が確実に一定になるようにする。患者には、抵抗の大きさがわかるよう、ゆっくりと動かし始めるように言う。

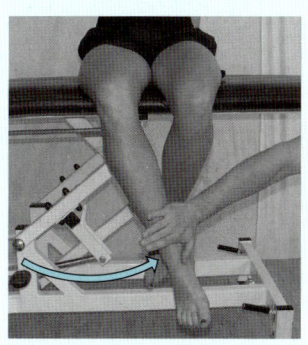

図1.27　股関節内転筋のオックスフォード分類の4点および5点。脚は完全外転位から完全内転位まで動かし終わったところ。

5点 "最大の抵抗に抗して全域可動"

患者の姿勢：台の高さを上げ、患者を座位にさせる。股関節も膝も90°に曲げた状態にする。完全内旋位から開始する（図1.27を参照）。

測定者の姿勢：測定者は患者の横に立つか膝をつき、患者の下腿に最大の抵抗を与える。

患者への指示："強く押さえておきますから、これをできるところまで内側に上へと押してください。"

完全内旋位から動きを開始し、完全外旋位で終わる。

臨床でのヒント：てこの原理を利用して、脚に対する抵抗が確実に一定になるようにする。患者には、抵抗の大きさがわかるよう、ゆっくりと動かし始めるように言う。なお、患者の股関節外旋筋（大殿筋、梨状筋、内閉鎖筋など）の力は、測定者が与える抵抗よりも大きいと思われる。この手技を安全かつ効果的に実施できるよう、安全で力を入れやすい姿勢をとること。

内旋筋

0点 "筋の収縮なし"および1点"わずかな収縮"

患者の姿勢：患者は台の上で仰臥位にさせる。

測定者の姿勢：測定者は患者のそばに立ち、両手で中殿筋および小殿筋を触知する。

患者への指示："脚を内側に回そうとしてみてください。"

臨床でのヒント：筋を念入りに観察して触知することが、ごくわずかな収縮の動きも逃さないようにする上できわめて重要である。

注意：中殿筋は腸骨稜と大転子との間に触知することができ、小殿筋は上前腸骨棘（ASIS）と大転子との間に触知することができる。

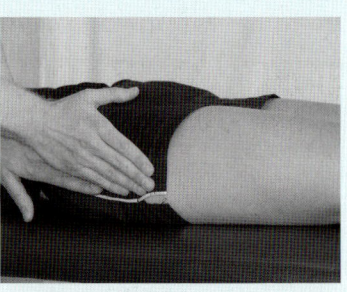

図1.28　股関節内旋筋のオックスフォード分類の0点および1点。

2点 "重力の影響を受けずに全域可動"

患者の姿勢：患者は台の上で仰臥位にさせ、脚を完全に外旋させておく。

測定者の姿勢：測定者は患者のそばに立ち、患者の脚は台にのせたままにしておく。

患者への指示："脚をできるところまで内側に回そうとしてみてください。"

股関節は可動域の端から端、つまり、完全外旋位から完全内旋位まで動かすようにしなければならない。

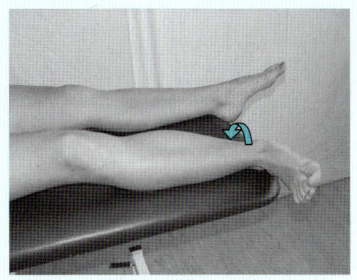

図1.29 股関節内旋筋のオックスフォード分類の2点。完全外旋位から完全内旋位まで（完全に外側から完全に内側に）脚を動かし始めるところ。

3点 "重力に抗して全域可動"

患者の姿勢：台の高さを上げ、患者を座位にさせる。股関節も膝も90°に曲げた状態にする。脚は完全に外旋させておく。

測定者の姿勢：測定者は患者の横に立ち、動きを観察する。

患者への指示："脚を外側にできるところまで上げてください。"

完全外旋位から動きを開始し、完全内旋位で終わる。

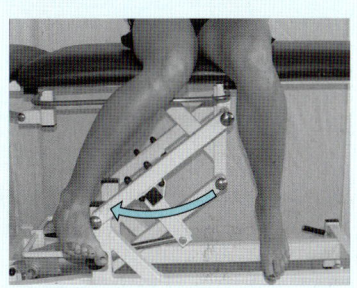

図1.30 股関節内旋筋のオックスフォード分類の3点。脚は完全外旋位から完全内旋位まで動かし終わったところ。

4点 "最小の抵抗に抗して全域可動"

患者の姿勢：台の高さを上げ、患者を座位にさせる。股関節も膝も90°に曲げた状態で、完全に外旋させておく。

測定者の姿勢：測定者は患者の横に立つか膝をつき、患者の下腿にごく弱い抵抗を与える。

患者への指示："ごく弱く押さえておきますから、これをできるところまで外側に上へと押してください。"

股関節は可動域の端から端、つまり、完全外旋位から完全内旋位まで動かすようにしなければならない。

臨床でのヒント：てこの原理を利用して、脚に対する抵抗が確実に一定になるようにする。患者には、抵抗の大きさがわかるよう、ゆっくりと動かし始めるように言う。

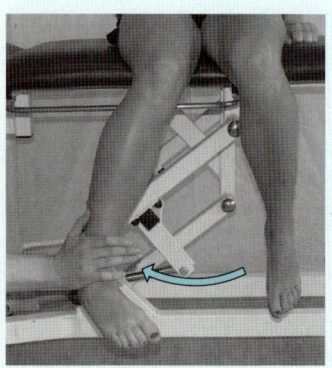

図1.31 股関節内旋筋のオックスフォード分類の4点および5点。脚が完全外旋位から完全内旋位まで動かし終わったところ。

5点 "最大の抵抗に抗して全域可動"

患者の姿勢：台の高さを上げ、患者を座位にさせる。股関節も膝も90°に曲げた状態にし、完全外旋位から開始する（図1.31を参照）。

測定者の姿勢：測定者は患者の横に立つか膝をつき、患者の下腿に最大の抵抗を与える。

患者への指示："強く押さえておきますから、これをできるところまで外側に上へと押してください。"

股関節は可動域の端から端、つまり、完全外旋位から完全内旋位まで動かすようにしなければならない。

臨床でのヒント：てこの原理を利用して、脚に対する抵抗が確実に一定になるようにする。患者には、抵抗の大きさがわかるよう、ゆっくりと動かし始めるように言う。なお、患者の股関節内旋筋（中殿筋および小殿筋）の力は、測定者が与える抵抗よりも大きいと思われる。この手技を安全かつ効果的に実施できるよう、安全で力を入れやすい姿勢をとること。

メ モ

処置の記録

脚　長

　内反股および大腿骨骨幹部の変形治癒骨折により、大転子の上下で下肢の短縮がおきることがある。見かけの短縮は、股関節の外転変形および腰椎側弯により、骨盤が側方傾斜を来した結果である。肢長の不一致は見かけのものも真性のものも、立位にて骨盤の側方傾斜として認められる。股関節の短縮および変形による側方傾斜であれば、踏み台や治療台に座らせると認められなくなる。患者が腰椎側弯症であれば、骨盤の側方傾斜および側弯の両方が認められる。

　不一致の程度を明らかにするには、剣状突起（図1.34）、寛骨の上前腸骨棘（ASIS）（図1.33）および大転子（図1.32）の3点から、脛骨の内果までを左右それぞれに測定する。

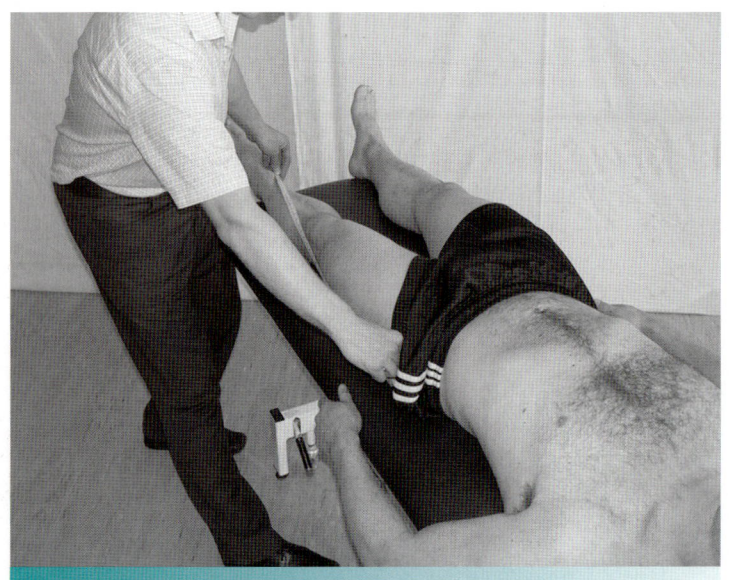

図1.32　大転子から脛骨の内果までの肢長の測定

測定　37

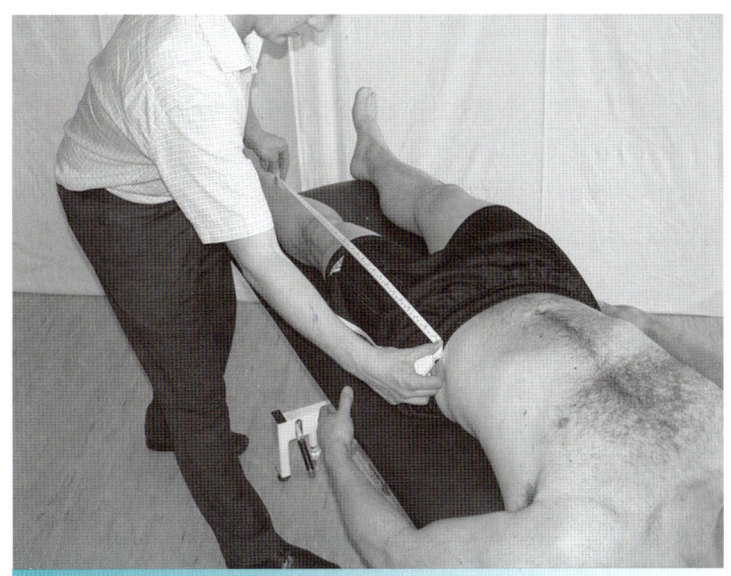

図1.33　寛骨のASISから脛骨の内果までの肢長の測定

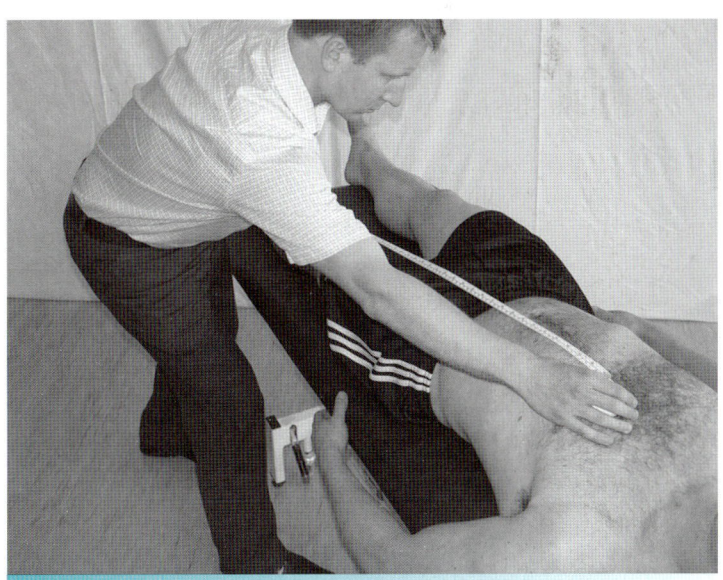

図1.34　剣状突起から脛骨の内果までの肢長の測定

巻尺の近位端は骨標識点の遠位部に当てて、親指で押さえておく。巻尺の遠位端は親指と人差指で上下からつまみ、その人差指で脛骨の内果の遠位部に触れて、親指の爪の先の目盛りを読む。

患者の姿勢：患者は台の上で仰臥位にさせる。

方法：測定者は、両側のASISを触知し、骨盤の線が下肢と直角になっているかどうかを明らかにする。直角になっていなければ、両下肢ともニュートラルの位置で骨盤に対する位置が同じになるよう、正してみること。一方の下肢がニュートラルの位置にならないために正しい位置に戻すことができない場合には、もう一方の下肢を同じ角度に外転させたり内転させたりした上で、真の長さを測定すること。

真の肢長

寛骨臼の中心を示す体表面の標識点に適したものがないため、寛骨のASISを起点として脛骨の内果までの長さを測定する。股関節の一方に外転変形または内転変形があっても、対側が同じ角度まで外転または内転している限り、両肢の測定値は同じになる。

真の短縮部位

左右の大腿骨大転子から脛骨の内果までの長さを測定することによって、推定することができる。数値に開きがあれば、大腿骨大転子から膝関節の線までと、膝関節の線から内果までの長さとを左右それぞれに測定する。これにより、短縮しているのが大腿骨であるのか脛骨であるのかがわかる。測定値に左右差がなければ、短縮部位が大転子よりも上にあることになる（過去に大腿骨頚を骨折しているなど）。

見かけの短縮

骨盤が下肢に対して直角にならない場合には、両下肢を平行にした状態で、剣状突起から脛骨の内果までの長さを測定する。見かけの不一致は、左右いずれかの股関節が外転変形または内転変形を来した結果としての骨盤の側方傾斜によるものでまず間違いない。両下肢を平行した状態で、寛骨のASISから脛骨の内果までの長さをそれぞれ測定すれば、その値は等しくなる。

メ　モ

処置の記録

メモ

処置の記録

膝関節

第**2**章

- **解 剖** 41
  - 触知される骨標識点 42
  - 靭帯 42
  - 筋 43
    - 伸筋 43
    - 屈筋 44
    - 内旋筋 45
    - 外旋筋 46
- **測 定** 46
  - 可動域 46
    - 伸展 46
    - 屈曲 47
- 関節囲 48
  - 膝 48
- 筋量 49
  - 脚囲：大腿 49
  - 脚囲：下腿 50
  - 観察／振り返り用
    チェックリスト 52
- 筋力：
  オックスフォード分類 53
  - 伸筋 53
  - 屈筋 55

解 剖

1. 膝関節は、身体のなかで最大かつ最も複雑な関節のひとつである
2. 脛骨大腿関節が2つおよび膝蓋大腿関節がひとつの計3つの関節よりなる
3. 滑膜性の双顆蝶番関節である
4. 3つの関節を全部覆う厚い関節囊があり、関節唇に接している
5. 関節包靭帯は斜膝窩靭帯、弓状膝窩靭帯および膝蓋靭帯よりなる
6. 蝶番関節にはいずれも側副靭帯があり、膝関節には、内側側副靭帯および外側側副靭帯がある
7. 関節内構造は、（前後）十字靭帯および（内側および外側）半月板よりなる
8. 膝関節で起こる動きには、伸展および屈曲がある。膝屈曲位では、脚の軸回転が可能になる。いずれの動きも、大腿骨に接しての脛骨の外旋および内旋よりなる

触知される骨標識点

大腿骨では、内側顆、外側顆、外側上顆、内側上顆および内転筋結節。

膝蓋骨では、膝蓋前面および膝蓋骨尖。

脛骨では、内側顆、外側顆および脛骨粗面。

腓骨では、腓骨頭。

靭　帯

表2.1

膝靭帯

靭　帯	起始部	停止部	動きの制限
前十字靭帯	脛骨の前側方面、脛骨高原の関節隆起の前	線維は上方、後方および側方へ走り、側方大腿顆の内側面の後部に付着する。AUBL (Anterior Upwards Backwards Lateally)	大腿骨に接しての脛骨の前方への平行移動を制限する
後十字靭帯	脛骨高原の後方顆頭間領域にある陥没	線維は上方、前方および内方へ走り、大腿顆の内側顆の側方面に付着する。PUFM (Posterior Upwards Forwards Medially)	大腿骨に接しての脛骨の後方への平行移動を制限する
内側側副靭帯	大腿骨内側上顆	脛骨の内側上顆	膝の外反力を制限する
外側側副靭帯	大腿骨外側上顆	腓骨頭(側方面)	膝の内反力を制限する
冠状靭帯	脛関節唇	半月板	半月板の脛骨への付着

解 剖

筋
伸 筋
表2.2

膝の伸筋				
靭 帯	起始部	停止部	神経支配	動 き
大腿直筋	直頭は下前腸骨棘 反転頭は 股関節臼上方の粗面	膝蓋骨上縁と、 膝蓋靭帯を通って 脛骨粗面	大腿神経 L2、3、4	股関節の 屈曲と 膝の伸展
外側広筋	転子間線の 上側方部、 大転子の下縁、 殿筋粗面の外側 および 大腿骨粗線の 側唇の上2分の1	膝蓋骨の基底縁 および 側方縁、 大腿直筋と融合	大腿神経 L2、3、4	膝の伸展 および 安定筋 としての働き
内側広筋	転子間線の 下内側端、 ラセン線上の 軸端の内側面、 大腿骨の粗線内側唇	内側上顆線の上 3分の2、 筋間中隔および 大内転筋の腱	大腿神経 L2、3、4	膝の伸展 および 安定筋 としての働き
中間広筋	大腿骨の前面 および 外側面の上3分の2	膝蓋骨底、 大腿直筋の腱の 深部面と融合	大腿神経 L2、3、4	膝の伸展 および 安定筋 としての働き
大腿筋 膜張筋	寛骨の腸骨稜の 外唇の前3分の1	腸脛靭帯に融合、 その後 膝蓋靭帯／支帯の 外側面から脛骨の 外側面にかけて 停止	上殿神経 L4、5	股関節の 屈曲、外転 および 内旋 膝の伸展

屈　筋

表2.3

膝の屈筋

靭　帯	起始部	停止部	神経支配	動　き
大腿二頭筋	寛骨の坐骨結節	腓骨頭	坐骨神経 L5、S1、2	股関節の伸展と膝の屈曲
半膜様筋	寛骨の坐骨結節	脛骨内側顆の後内側面	坐骨神経 L5、S1、2	股関節の伸展と膝の屈曲
半腱様筋	寛骨の坐骨結節	脛骨内側顆の内側面	坐骨神経 L5、S1、2	股関節の伸展と膝関節の屈曲
腓腹筋	大腿骨の内側顆と外側顆	アキレス腱を通って踵骨の後面へ	脛骨神経 S1、2	足関節の足底屈、膝関節の屈曲
縫工筋	寛骨の上前腸骨棘(ASIS)	脛骨体内側	大腿神経 L2、3	股関節および膝の屈曲、大腿部の外旋および外転、大腿骨に接しての脛骨の内旋
薄筋	寛骨の恥骨体の前、恥骨下枝および坐骨枝	脛骨体の内側面	閉鎖神経 L2、3	大腿部の内転および膝の屈曲

内 旋 筋

表2.4

靭 帯	起始部	停止部	神経支配	動 き
半膜様筋	寛骨の坐骨結節	脛骨内側顆の後内側面	坐骨神経 L5、S1、2	股関節の伸展と膝の屈曲
半腱様筋	寛骨の坐骨結節	脛骨内側顆の内側面	坐骨神経 L5、S1、2	股関節の伸展と膝関節の屈曲
縫工筋	寛骨の上前腸骨棘(ASIS)	脛骨体内側	大腿神経 L2、3	股関節および膝の屈曲、大腿部の外旋および外転、大腿骨に接しての脛骨の内旋
薄筋	寛骨の恥骨体の前、恥骨下枝および坐骨枝	脛骨体の内側面	閉鎖神経 L2、3	大腿部の内転および膝の屈曲
膝窩筋	大腿骨の外側顆の外側の前面	ヒラメ筋線より上の脛骨の後面	脛骨神経	脛骨上での大腿骨の外旋、膝関節伸展での脛骨外旋解除 膝関節屈曲とともに脛骨を内旋させる作用

膝の内旋筋

外旋筋

表2.5

靭帯	起始部	停止部	神経支配	動き
膝の外旋筋				
大腿二頭筋	寛骨の坐骨結節	腓骨頭	坐骨神経 L5、S1、2	股関節の伸展と膝の屈曲と外旋

測　定

可動域

伸　展

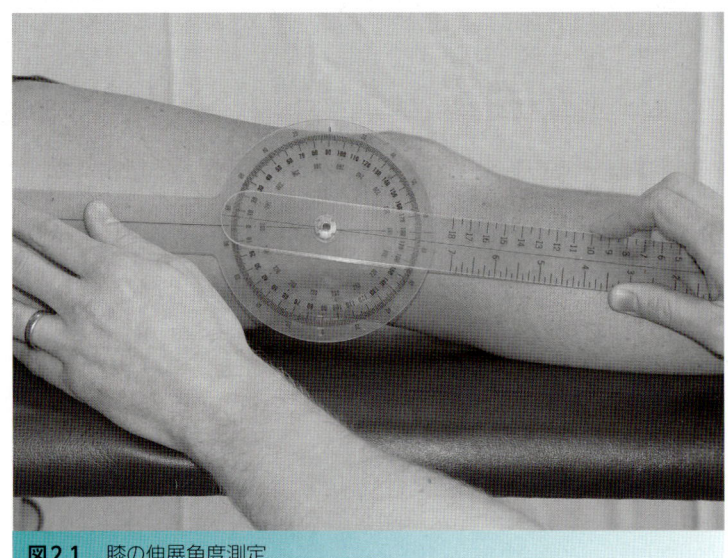

図2.1　膝の伸展角度測定

開始位置：患者は台の上で（半臥位または仰臥位になり）、股関節は中間位、膝は伸ばしておく。

角度計の軸：角度計の軸は、大腿骨外側上顆に当てる。

固定バー：大腿骨の長軸と平行にし、大腿骨の大転子を指すようにする。

可動バー：腓骨の長軸と平行にし、腓骨の外果を指すようにする。

患者への指示："脚をできるだけまっすぐに伸ばしてください。"
終了位置：膝を可動限界まで伸ばしたところ。

屈　曲

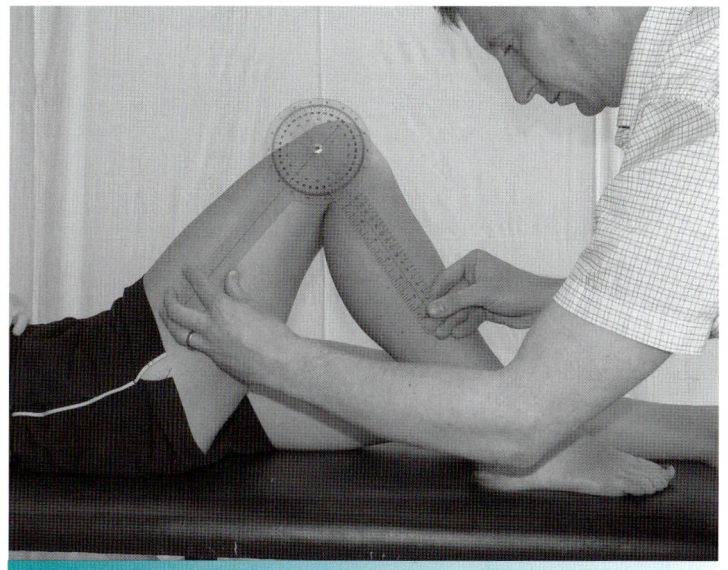

図2.2　膝屈曲の角度測定

開始位置：患者は台の上で（半臥位または仰臥位になり）、股関節は中間位、膝は伸ばしておく。
角度計の軸：角度計の軸は、大腿骨外側上顆に当てる。
固定バー：大腿骨の長軸と平行にし、大腿骨の大転子を指すようにする。
可動バー：腓骨の長軸と平行にし、腓骨の外果を指すようにする。
患者への指示："踵をできるだけお尻に近付けるようにして、脚をできるところまで曲げてください。"
終了位置：股関節および膝を可動限界まで曲げたところ。踵は膝の屈曲限界まで臀部に近づく。

注意：患者が膝を屈曲させると、角度計の固定バーと可動バーが動いてしまうため、それぞれ位置を合わせ直してから目盛りを読むことが必要になることがある。

関節囲
膝

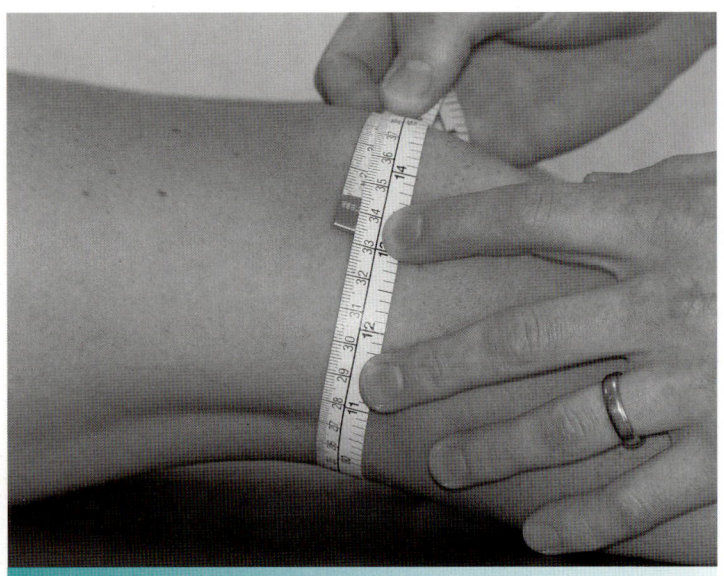

図2.3 膝関節囲の測定

患者の姿勢：患者は台の上で、半臥位または仰臥位にさせる。

方法：膝関節囲は、関節の周囲を膝関節線に沿って巻尺を使って測定することによって求めることができる（関節線は、膝を45-90°屈曲させた状態で、脛骨粗面から上へ左右いずれかの膝蓋腱に沿って上がっていったところにある線である。比較的幅広く前方まで触知することができ、外側および内側の関節縁まで続いている）。

それぞれ3回ずつ測定して平均を求める。

対側の脚も同じ方法で測定して両者を比較する。

注意点：
 巻尺の状態。ピンと張っているか。
 筋は弛緩していなければならない。
 巻尺はまっすぐに（ねじらない）。
 一貫性ある測定をする。巻尺の上下、センチかインチか。

筋量
脚囲：大腿

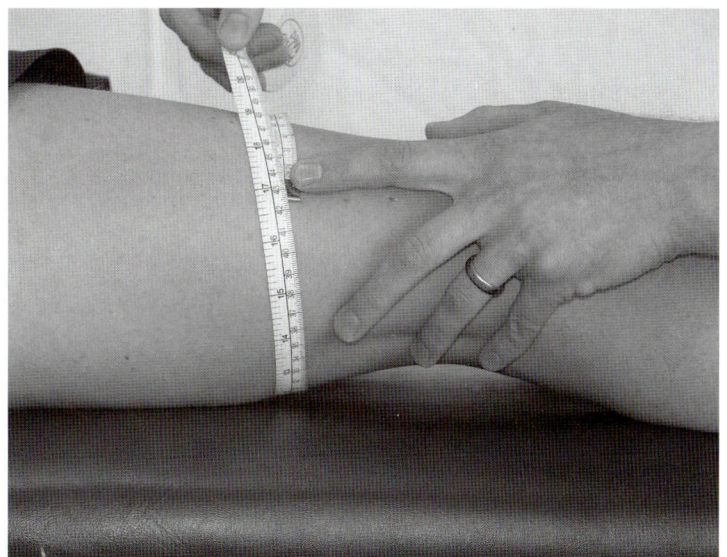

図2.4 大腿囲の測定

患者の姿勢：患者は台の上で、手または肘を後ろにつくなどして脚を伸ばし、長坐位または半臥位にさせる。大腿筋および腓腹筋が弛緩するよう、膝は伸ばしておく。

方法：脛骨粗面の遠位端から15cm（6インチ）上、20cm（8インチ）上および25cm（10インチ）上の3カ所に印をつける。それぞれの印の部分の太さを巻尺で測定し、その数字を記録する。

それぞれ3回ずつ測定して平均を求め、対側の脚も同じ方法で測定して比較する。

注意点：
　巻尺の状態。ピンと張っているか。
　筋は弛緩していなければならない。
　巻尺はまっすぐに（ねじらない）。
　一貫性ある測定をする。巻尺の上下、センチかインチか。

脚囲：下腿

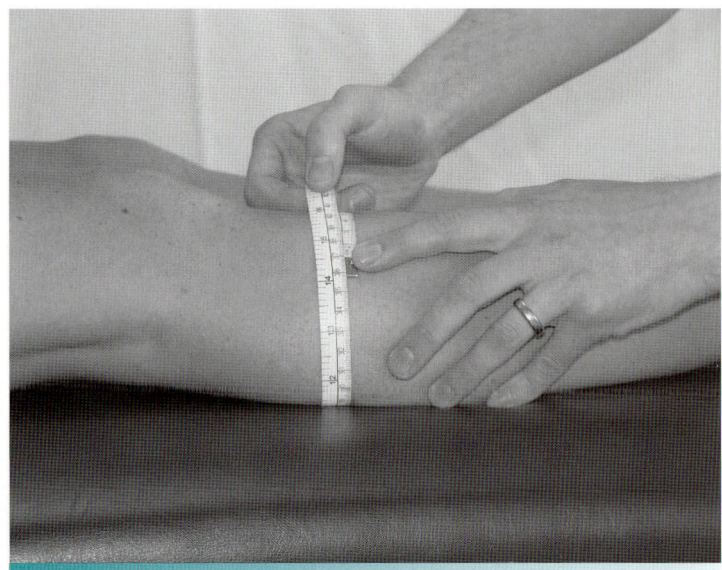

図2.5 下腿囲の測定

患者の姿勢：患者は台の上で、手または肘を後ろにつくなどして長坐位または半臥位。腓腹筋および大腿筋が弛緩するよう、膝は伸ばしておく。

方法：脛骨粗面の遠位端から5cm（2インチ）上、10cm（4インチ）上および15cm（6インチ）上の3カ所に印をつける。身長が低い患者の場合には、15cm（6インチ）のところは印をつける必要はない。それぞれの印の部分の太さを巻尺で測定し、その数字を記録する。

それぞれ3回ずつ測定して平均を求める。

対側の脚も同じ方法で測定して比較する。

注意点：
 巻尺の状態。ピンと張っているか。
 筋は弛緩していなければならない。
 巻尺はまっすぐに（ねじらない）。
 一貫性ある測定をする。巻尺の上下、センチかインチか。

メモ

処置の記録

観察／振り返りチェックリスト

観察／振り返りチェックリスト			
観察事項		はい/いいえ	摘　要
自己紹介と スキルの準備	治療場所は枕、毛布、安全な環境など、患者を迎え入れる準備がきちんとできているか		
	療法士は自己紹介したか		
	患者はリラックスしていたか		
	露出や毛布などの掛け方は正しかったか		
	手順の説明はしたか		
	説明は簡潔で分かりやすかったか		
	同意は得たか		
スキルの実施	台の高さは正しかったか		
	療法士は歩み寄っていたか		
	療法士は関節など重要な骨標識点を同定できたか		
	巻尺は正しい位置に合わせられたか		
	肢囲の目盛りは正しく読めたか		
	療法士は身体の左右を比較したか		
当該手技の 安全かつ 効果的な実施	しかるべく注意を払いながら手順を進めたか		
当該スキルの 全体的な 出来栄えを評価	優秀		
	優		
	良		
	可		
	何とも言えない		
	不合格		

筋力：オックスフォード分類

伸　筋

0点 "筋の収縮なし"および1点"わずかな収縮"

患者の姿勢：患者は台の上で長坐位をとらせる。

測定者の姿勢：測定者は患者のそばに立ち、両手で大腿四頭筋(内側広筋および外側広筋)を触知して、収縮の有無をみる。

患者への指示："太腿の筋に力を入れてみてください。"

臨床でのヒント：筋を念入りに観察して触知することが、ごくわずかな収縮の動きも逃さないようにする上できわめて重要である。

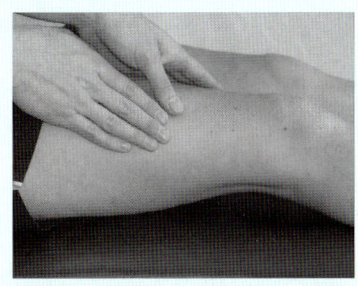

図2.6　膝伸筋のオックスフォード分類の0点および1点。

2点 "重力の影響を受けずに全域可動"

患者の姿勢：患者は台の上で側臥位にさせる。膝を完全屈曲させた状態で脚を支える。

測定者の姿勢：測定者は患者のそばに立ち、片方の手で右脚の大腿部を下から、もう片方の手で膝を下から支える。

患者への指示："脚をできるところまで伸ばしてみてください。"

膝は可動域の端から端、つまり、完全屈曲位から完全伸展位まで動かすようにしなければならない。

臨床でのヒント：脚は重いので、測定者が安全な姿勢をとることもこの測定手技で重要なことのひとつである。

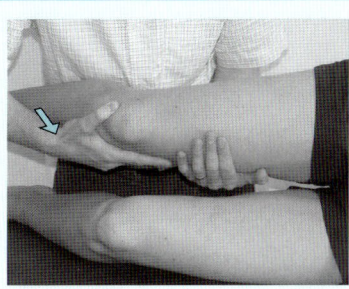

図2.7　膝伸筋のオックスフォード分類の2点。完全屈曲位から完全伸展位まで膝を動かして(脚を伸ばして)いるところ。

3点 "重力に抗して全域可動"

患者の姿勢：患者は台に座らせ、膝は完全屈曲させて台の端から下ろしておく。

測定者の姿勢：測定者は患者のそばで膝をつき、動きを観察する。

患者への指示："脚をできるところまで伸ばしてください。"

膝は可動域の端から端、つまり、完全屈曲位から完全伸展位まで動かすようにしなければならない。

臨床でのヒント：この姿勢は、重力の影響を受けるため完全屈曲からの動きが難しいが、実用面では最適な姿勢のひとつであり、4点および5点の検査を進めやすい。

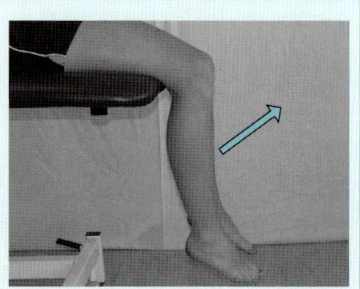

図2.8 膝伸筋のオックスフォード分類の3点。完全屈曲位から完全伸展位まで膝を動かして(脚を伸ばして)いるところ。

4点 "最小の抵抗に抗して全域可動"

患者の姿勢：患者は台に座らせ、膝は完全屈曲させて台の端から下ろしておく。

測定者の姿勢：測定者は患者と向かい合って膝をつき、患者の下腿にごく弱い抵抗を与える。

患者への指示："ごく弱く押さえておきますから、脚をできるところまで伸ばしてください。"

膝は可動域の端から端、つまり、完全屈曲位から完全伸展位まで動かすようにしなければならない。

臨床でのヒント：てこの原理を利用して、脚に対する抵抗が確実に一定になるようにする。患者には、抵抗の大きさがわかるよう、ゆっくりと動かし始めるように言う。

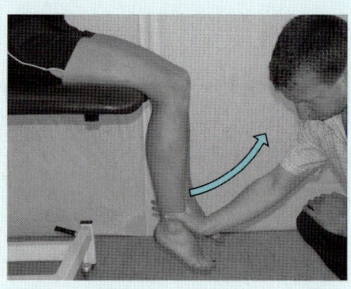

図2.9 膝伸筋のオックスフォード分類の4点および5点。完全屈曲位から完全伸展位まで膝を動かして(脚を伸ばして)いるところ。

5点 "最大の抵抗に抗して全域可動"

患者の姿勢：患者は台に座らせ、膝は完全屈曲させて台の端から下ろしておく（図2.9を参照）。

測定者の姿勢：測定者は患者と向かい合って膝をつき、患者の下腿に最大の抵抗を与える。

患者への指示："強く押さえておきますから、脚をできるところまで伸ばしてください。"

膝は可動域の端から端、つまり、完全屈曲位から完全伸展位まで動かすようにしなければならない。

臨床でのヒント：てこの原理を利用して、脚に対する抵抗が確実に一定になるようにする。患者には、抵抗の大きさがわかるよう、ゆっくりと動かし始めるように言う。なお、患者の大腿四頭筋の力は、測定者が与える抵抗よりも大きいと思われる。この手技を安全かつ効果的に実施できるよう、安全で力を入れやすい姿勢をとること。

屈 筋

0点 "筋の収縮なし"および1点"わずかな収縮"

患者の姿勢：患者は台の上で腹臥位にさせる。

測定者の姿勢：測定者は患者のそばに立ち、両手でハムストリングス（半膜様筋、半腱様筋、大腿二頭筋）を触知して、収縮の有無をみる。

患者への指示："太腿の後ろの筋に力を入れてみてください。"

臨床でのヒント：筋を念入りに観察して触知することが、ごくわずかな収縮の動きも逃さないようにする上できわめて重要である。

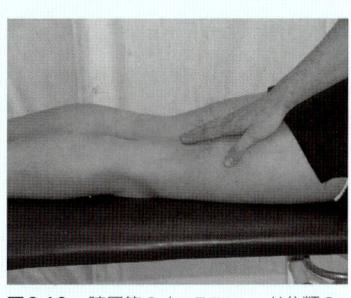

図2.10　膝屈筋のオックスフォード分類の0点および1点。

2点 "重力の影響を受けずに全域可動"

患者の姿勢：患者を台の上で側臥位にさせる。膝を完全伸展させた状態で脚を支える。

測定者の姿勢：測定者は患者のそばに立ち、片方の手で右脚の大腿部／膝を下から、もう片方の手で足首のすぐ上の部分を下から支える。

患者への指示："脚をできるところまで後ろへ曲げてみてください。"

膝は可動域の端から端、つまり、完全伸展位から完全屈曲位まで動かすようにしなければならない。

臨床でのヒント：脚は重いので、測定者が安全な姿勢をとることもこの測定手技で重要なことのひとつである。

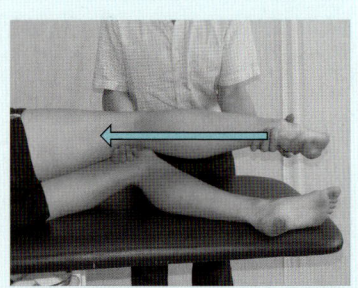

図2.11 膝屈筋のオックスフォード分類の2点。完全伸展位から完全屈曲位まで膝を動かして（踵を殿部へ向かって後ろへ動かして）いるところ。

3点 "重力に抗して全域可動"

患者の姿勢：患者を台を支えにして立位にさせる。

測定者の姿勢：測定者は患者のそばに立ち、動きを観察する。

患者への指示："脚をできるところまで上へ曲げてください。"

膝は可動域の端から端、つまり、完全伸展位から完全屈曲位まで動かすようにしなければならない。

臨床でのヒント：患者が大きくふらつくようであれば、台の上で腹臥位にさせる方がよいことがある。その場合、膝の屈曲が90°に達してから以降は、重力の助けを借りて膝を完全屈曲させることができることになる。

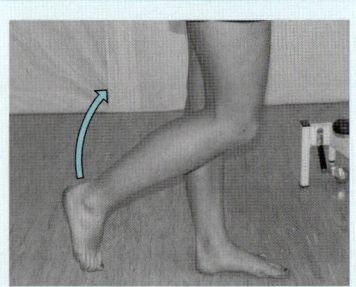

図2.12 膝屈筋のオックスフォード分類の3点。完全伸展位から完全屈曲位まで膝を動かして（踵を殿部へ向かって上へ持ち上げて）いるところ。

4点 "最小の抵抗に抗して全域可動"

患者の姿勢：患者は台の上で腹臥位にさせ、右足首から下を台の端から出して、膝を完全伸展させておく。

測定者の姿勢：測定者は患者の横に立ち、患者の下腿にごく弱い抵抗を与える。

患者への指示："ごく弱く押さえておきますから、脚をできるところまで曲げてください。"

膝は可動域の端から端、つまり、完全伸展位から完全屈曲位まで動かすようにしなければならない。

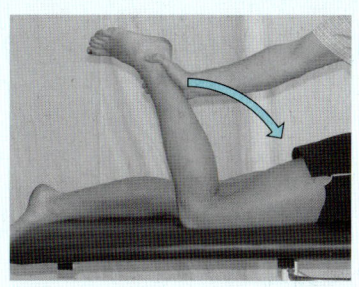

図2.13　膝屈筋のオックスフォード分類の4点および5点。完全伸展位から完全屈曲位まで膝を動かして（踵を殿部へ向かって動かして）いるところ。

臨床でのヒント：てこの原理を利用して、脚に対する抵抗が確実に一定になるようにする。患者には、抵抗の大きさがわかるよう、ゆっくりと動かし始めるように言う。

5点 "最大の抵抗に抗して全域可動"

患者の姿勢：患者は台の上で腹臥位にさせ、右足首から下を台の端から出して、膝を完全伸展させておく（図2.13を参照）。

測定者の姿勢：測定者は患者の横に立ち、患者の下腿に最大の抵抗を与える。

患者への指示："強く押さえておきますから、脚をできるところまで曲げてください。"

膝は可動域の端から端、つまり、完全伸展位から完全屈曲位まで動かすようにしなければならない。

臨床でのヒント：てこの原理を利用して、脚に対する抵抗が確実に一定になるようにする。患者には、抵抗の大きさがわかるよう、ゆっくりと動かし始めるように言う。なお、患者のハムストリングスの力は、測定者が与える抵抗よりも大きいと思われる。この手技を安全かつ効果的に実施できるよう、安全で力を入れやすい姿勢をとること。

メ モ

処置の記録

足関節

第3章

- 解　剖　59
  - 触知される骨標識点　59
  - 靱帯　60
  - 筋　61
    - 底屈筋　61
    - 背屈筋　62
    - 内がえし筋　63
    - 外がえし筋　64
- 測　定　65
  - 可動域　65
    - 背屈　65
    - 底屈　66
  - 内がえし　67
  - 外がえし　69
  - 観察／
    振り返り用チェックリスト　71
  - 関節囲　72
  - 脚囲　75
    - 下腿囲　75
  - 筋力：
    オックスフォード分類　77
    - 底屈筋　77
    - 背屈筋　79
    - 内がえし筋　82
    - 外がえし筋　84

解　剖

1. 足関節は滑膜性の蝶番関節である
2. 脛骨および腓骨の遠位端と距骨体との関節である
3. 線維被膜が関節を完全に覆い、関節唇に付着している
4. 強力な外側靱帯および内側靱帯によって支えられている
5. 足関節は、脛骨と距骨が近接した背屈位のときが最も安定である
6. 前距腓靱帯は、最も損傷を受けやすい靱帯である
7. 足関節が起こす動きは底屈（屈曲）および背屈（伸展）である

触知される骨標識点

脛骨では、前縁、内側面および内果。

腓骨では、外果。

足骨では、距骨頭、踵骨の載距突起、舟状骨粗面および第5中足骨底。

靭 帯

表3.1

足関節靭帯			
靭 帯	起始部	停止部	動きの制限
内側(三角)靭帯(深部)			
前脛距部	内果先端	距骨頚の内側部	足の前方変位を妨げる
後脛距部	内果先端	距骨頚内側および内側結節	足の後方変位を妨げる
内側(三角)靭帯(浅部)			
脛舟部	内果先端	舟状骨粗面	外反力に抵抗する
脛踵部	内果先端	踵骨の載距突起	足の後方変位を妨げる
外側靭帯			
前距腓靭帯	外果先端	距骨頚	足の前方変位および内がえしを妨げる
後距腓靭帯	外果先端	距骨後突起の外側結節	内反力に抵抗するほか、足の後方変位を妨げる
踵腓靭帯	外果先端	踵骨外側表面の腓骨結節	足の後方変位を妨げる

筋
底屈筋

表3.2

足関節の足底屈筋

筋	起始部	停止部	神経支配	動 き
腓腹筋	大腿骨の内側顆と外側顆	アキレス腱を通って踵骨の後面へ	脛骨神経 S1、2	足関節の底屈、膝関節の屈曲
ヒラメ筋	脛骨後面のヒラメ筋線、腓骨の上3分の1の後面およびその両者間の線維性アーチ	アキレス腱を通って踵骨の後面へ	脛骨神経 S1、2	足関節の底屈、姿勢筋。ヒラメ筋ポンプ機能が静脈還流を促進
足底筋	大腿骨の外側顆上稜および膝窩面	アキレス腱を通って踵骨の後面へ	脛骨神経 S1、2	足関節の弱い底屈および膝の弱い屈曲
後脛骨筋	脛骨後表面の外側部の上半分、骨間膜および腓骨の後表面	舟状骨内側部の結節、内側楔状骨および足根骨の大半へ向かう腱	脛骨神経 L4、5	足の内がえしおよび足関節の底屈
長母趾屈筋	脛骨後表面の内側部	外側4趾の末節骨	脛骨神経 L5、S1、2	外側4趾の屈曲。足関節の底屈
長趾屈筋	腓骨後表面の下3分の2	母趾末節骨底部	脛骨神経 S1、2	母趾の全関節の屈曲

背屈筋

表3.3

足関節の足背屈筋

筋	起始部	停止部	神経支配	動き
前脛骨筋	脛骨外側表面の上3分の2および骨間膜	内側楔状骨内側および第1中足骨底部	深腓骨神経 L4、5	足関節の背屈および足の内がえし
長趾伸筋	腓骨前表面の上3分の2、骨間膜および脛骨の外側顆	外側4趾の中節骨および末節骨の底部	深腓骨神経 L5、S1	外側4趾の伸展および足関節の背屈
長母趾伸筋	腓骨前表面の中央2分の1および骨間膜	母趾末節骨底部	深腓骨神経 L5、S1	母趾の伸展および足関節の背屈
第3腓骨筋	腓骨下4分の1および筋間中隔	第5中足骨底部	深腓骨神経 L5、S1	外がえしおよび足関節の背屈

内がえし筋

表3.4

足関節の内がえし筋

筋	起始部	停止部	神経支配	動き
後脛骨筋	脛骨後表面の外側部の上半分、骨間膜および腓骨の後表面	舟状骨内側部の結節、内側楔状骨および足根骨の大半へ向かう腱	脛骨神経 L4、5	足の内がえしおよび足関節の底屈
前脛骨筋	脛骨外側表面の上3分の2および骨間膜	内側楔状骨内側および第1中足骨底部	深腓骨神経 L4、5	足関節の背屈および足の内がえし

外がえし筋

表3.5

足関節の外がえし筋

筋	起始部	停止部	神経支配	動き
長腓骨筋	腓骨外側表面の上3分の2	内側楔状骨外側表面および第1中足骨底部	浅腓骨神経 L5、S1	足の外がえしおよび足関節の底屈
短腓骨筋	腓骨外側表面の下3分の2	第5中足骨底部	浅腓骨神経 L5、S1	足の外がえしおよび足関節の底屈
第3腓骨筋	腓骨下4分の1および筋間中隔	第5中足骨底部	深腓骨神経 L5、S1	外がえしおよび足関節の背屈

測　定

可動域
背　屈

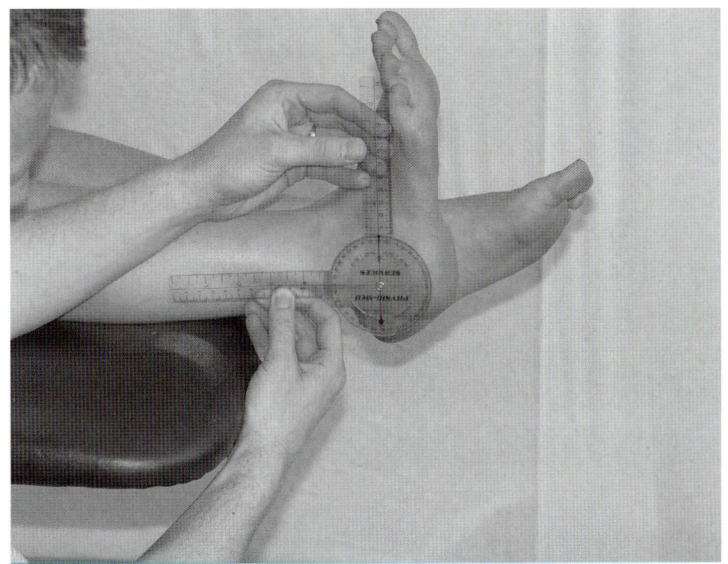

図3.1　足関節の背屈の角度測定

開始位置：患者は台の上で仰臥位にさせ、膝をわずかに屈曲させ足は力を抜いて0°の位置にしておく。

角度計の軸：角度計の軸は、腓骨外果の1.5cm下に当てる。

固定バー：腓骨の長軸と平行にし、腓骨頭に合わせる。

可動バー：第5中足骨の長軸と平行にする。

患者への指示："足をできるだけ高い位置まで曲げ（背屈させ）てください。"

終了位置：足関節を可動限界まで背屈させたところ。

> 注意：患者が足関節の背屈をさせると、角度計の固定バーと可動バーが動いてしまうため、それぞれ位置を合わせ直してから目盛りを読むことが必要になることがある。

底 屈

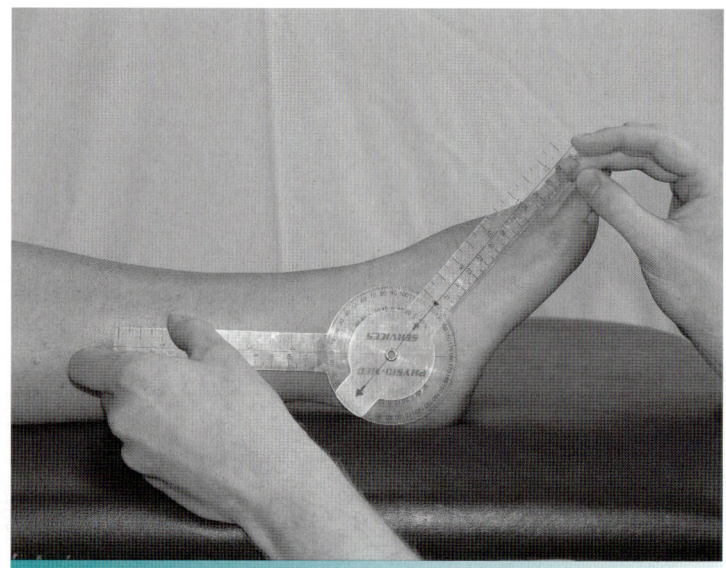

図3.2 足関節の底屈の角度測定

開始位置：患者は台の上で仰臥位にさせ、膝をわずかに屈曲させ足は力を抜いて0°の位置にしておく。

角度計の軸：角度計の軸は、腓骨外果の1.5cm下に当てる。

固定バー：腓骨の長軸と平行にし、腓骨頭に合わせる。

可動バー：第5中足骨の長軸と平行にする。

患者への指示："爪先をできるところまで下げてください。"

終了位置：足関節を可動限界まで底屈させたところ。

内がえし

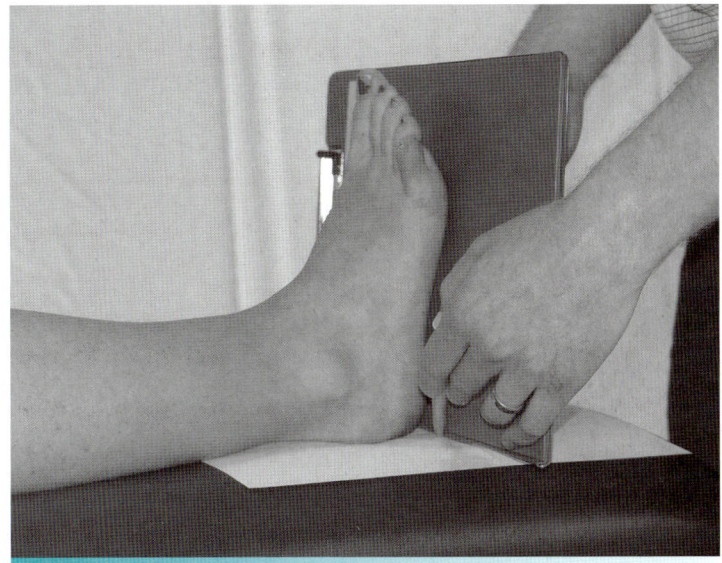

図3.3 足の中間位での測定

開始位置：患者は台の上で仰臥位にさせ、タオルを巻いたものなどを膝の下に挟む。足関節は力を抜いて0°の位置にしておく。

　紙を1枚用意して足の下に敷き、その上に本などを足の裏に沿わせて立て、その本に沿って紙に線を引く。

患者への指示："足の裏をできるところまで内側に向けてください。"（内がえし）
終了位置：足を内がえしさせおわったところ。

　先ほどと同じ本を足の裏全体に沿わせて立て、その本に沿って線を引く。この線は内がえし前の線と交差して角度ができるはずである。この角度が足の内がえし角度となる。

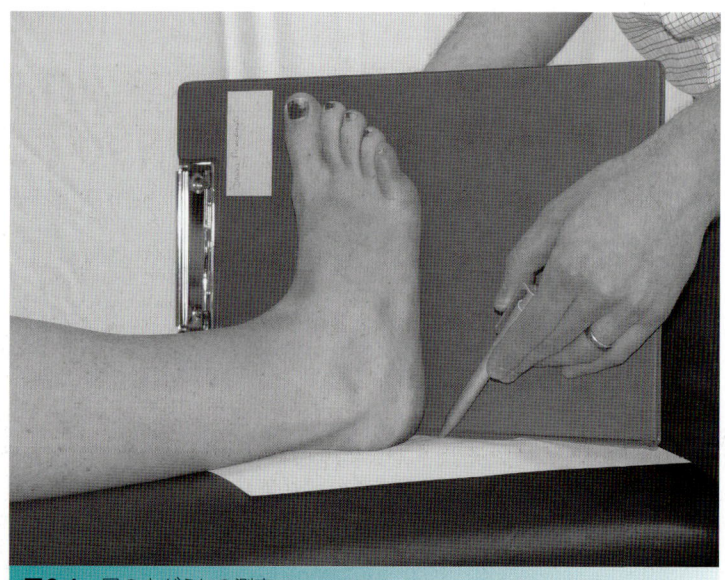

図3.4 足の内がえしの測定

外 反

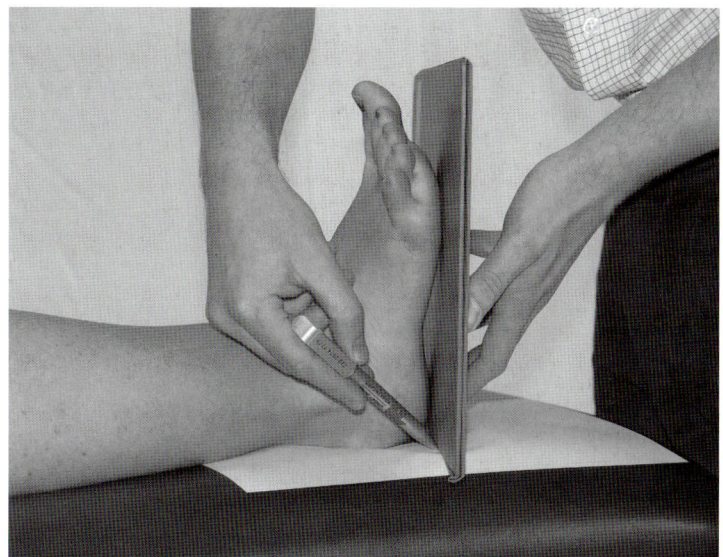

図3.5 足の外がえしの測定

開始位置：患者は台の上で仰臥位にさせ、タオルを巻いたものなどを膝の下に挟む。足関節は力を抜いて0°の位置にしておく。

　紙を1枚用意して足の下に敷き、その上に本などを足の裏に沿わせて立て、その本に沿って紙に線を引く。

患者への指示："足の裏をできるところまで外側に向けてください。"（外がえし）
終了位置：足を外がえしさせおわったところ。

　先ほどと同じ本を足の裏全体に沿わせて立て、その本に沿って線を引く。この線は外がえし前の線と交差して角度ができるはずである。この角度が足の外がえし角度となる。

足関節

メモ

処置の記録

観察／振り返りチェックリスト

観察事項		はい/いいえ	摘要
自己紹介と スキルの準備	治療場所は枕、毛布、安全な環境など、患者を迎え入れる準備がきちんとできているか		
	療法士は自己紹介したか		
	患者はリラックスしていたか		
	露出や毛布などの掛け方は正しかったか		
	手順の説明はしたか		
	説明は簡潔で分かりやすかったか		
	同意は得たか		
スキルの実施	台の高さは正しかったか		
	療法士は歩み寄っていたか		
	療法士は関節や他の重要な骨標識点を同定できたか		
	角度計は正しい位置に合わせられたか		
	関節の可動域の目盛りは正しく読めたか		
	療法士は身体の左右を比較したか		
当該手技の安全かつ効果的な実施	しかるべく注意を払いながら手順を進めたか		
当該スキルの全体的な出来栄えを評価	優秀		
	優		
	良		
	可		
	何とも言えない		
	不合格		

関節囲

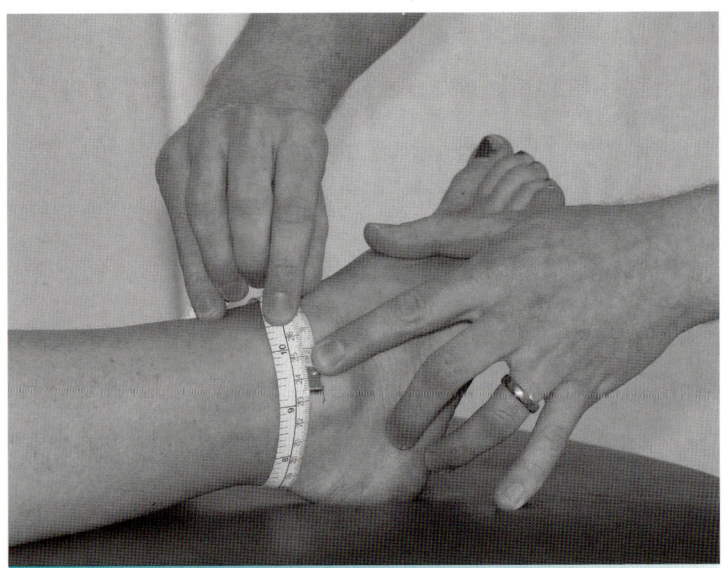

図3.6 足関節の周囲の測定

患者の姿勢： 患者は台の上で脚を伸ばして座らせるか、仰臥位にさせる。

方法： 足関節囲は、足関節線に沿った周囲の長さを巻尺で測定する。足関節線は、次の3点を同定することにより認められる。ひとつ目は、内果の1.5cm上、ふたつ目は外果の2cm上である。

内果または外果のいずれかの先端までの長さが変化したり、骨が変化したりする可能性があるため、3点目は上記2点と合わせて三角測量により同定される。脛骨の前縁を親指でなぞっていき、足関節のところでくぼみを触知したところが足関節線である。

この位置を確認するには、足関節を底屈させたり背屈させたりして、距骨が動いているのを親指で触知する。これにより足関節線の前側を確認することができる。

関節線に沿って関節の周囲に巻尺を巻き付け、その周囲の長さを記録する。

同じ手順を3回実施し、平均をとる。

対側も同じ手順を実施し、両関節囲を比較する。

注意点：
　巻尺の状態。ピンと張っているか。
　筋は弛緩していなければならない。
　巻尺はまっすぐに（ねじらない）。
　一貫性ある測定をする。巻尺の上下、センチかインチか。

足関節

メ モ

処置の記録

脚 囲
下 腿

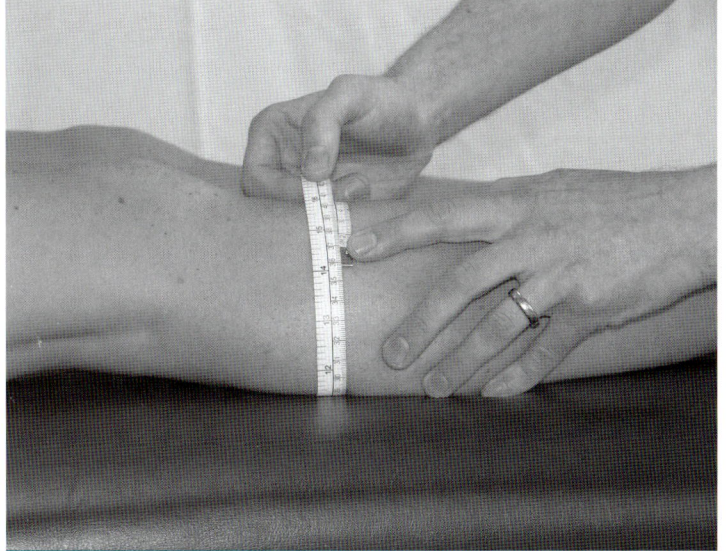

図3.7 下腿囲の測定

患者の姿勢： 患者は台の上で、手または肘を後ろにつくなどして脚を伸ばし、体がぐらつかないようにする。大腿筋および腓腹筋が弛緩しているよう、膝は力を入れずに伸ばしておく。

方法： 脛骨粗面の遠位端から5cm（2インチ）上、10cm（4インチ）上および15cm（6インチ）上の3カ所に印をつける（身長が低い患者の場合には、15cm（6インチ）のところは印をつける必要はない）。

それぞれの印の部分の太さを巻尺で測定し、その数字を記録する。それぞれ3回ずつ測定して平均を求める。対側の脚も同じ方法で測定して比較する。

注意点：
　巻尺の状態。ピンと張っているか。
　筋は弛緩していなければならない。
　巻尺はまっすぐに（ねじらない）。
　一貫性ある測定をする。巻尺の上下、センチかインチか。

メモ

処置の記録

筋力：オックスフォード分類

底屈筋

0点 "筋の収縮なし"および1点"わずかな収縮"

患者の姿勢：患者を台の上で腹臥位にさせ、足首から下を台の端から出し、力を抜いておく。

測定者の姿勢：測定者は患者の足元に立ち、両手で腓腹筋を触知して、収縮の有無をみる。

患者への指示："ふくらはぎの筋に力を入れてみてください。／足の裏を天井に向ける動きをしてみてください。"

臨床でのヒント：筋を念入りに観察して触知することが、ごくわずかな収縮の動きも逃さないようにする上できわめて重要である。

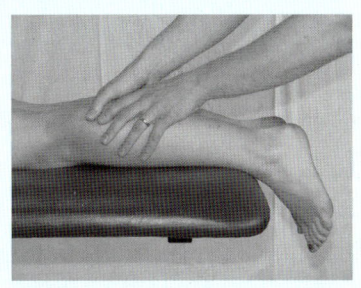

図3.8 足底屈筋のオックスフォード分類の0点および1点。

2点 "重力の影響を受けずに全域可動"

患者の姿勢：患者は台の上で側臥位にさせる。足は完全背屈位で支える。

測定者の姿勢：測定者は患者のそばに立ち、片方の手で膝のすぐ下、もう片方の手で脚を下から支える。

患者への指示："足先をできるだけ遠くまで伸ばしてください。"

足関節は可動域の端から端、つまり、完全背屈位から完全底屈位まで動かすようにしなければならない。

臨床でのヒント：脚は重いので、測定者が安全な姿勢をとることもこの測定手技で重要なことのひとつである。

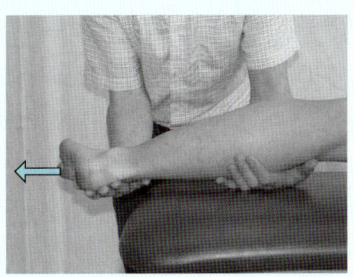

図3.9 足底屈筋のオックスフォード分類の2点。完全背屈位から完全底屈位まで足関節を動かしているところ。

3点 "重力に抗して全域可動"

患者の姿勢：患者は台の上で腹臥位にさせ、足首から先は台の端から出しておく。足は完全に背屈させておく。

測定者の姿勢：測定者は患者の足元に立ち、動きを観察する。

患者への指示："足の裏が天井を向くように、できるところまで足首を伸ばしてください。"

足関節は可動域の端から端、つまり、完全背屈位から完全底屈位まで動かすようにしなければならない。

臨床でのヒント：脛骨の前にある筋（前脛骨筋、長趾伸筋、長母趾伸筋）を弛緩させ、患者の足を完全底屈位にする。そのためには、脛骨の前にある筋を触知し、その活動をみればよい。

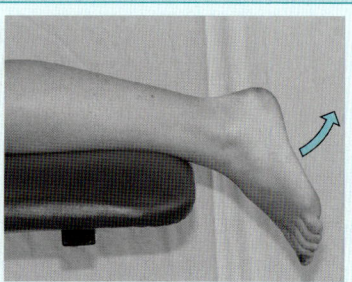

図3.10 足底屈筋のオックスフォード分類の3点。完全背屈位から完全底屈位まで足関節を動かしているところ（足の裏を上へ動かしているところ）。

4点 "最小の抵抗に抗して全域可動"

患者の姿勢：患者は台の上で腹臥位にさせ、足首から先は台の端から出しておく。足は完全に背屈させておく。

測定者の姿勢：測定者は患者の足元に立ち、患者の足にごく弱い抵抗を与える。

患者への指示："ごく弱く押さえておきますから、足の裏が上を向くように足首をできるところまで伸ばしてください。"

足関節は可動域の端から端、つまり、完全背屈位から完全底屈位まで動かすようにしなければならない。

臨床でのヒント：てこの原理を利用して、脚に対する抵抗が確実に一定になるようにする。患者には、抵抗の大きさがわかるよう、ゆっくりと動かし始めるように言う。

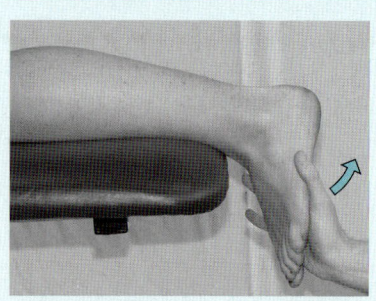

図3.11 足底屈筋のオックスフォード分類の4点および5点。完全背屈位から完全底屈位まで足関節を動かしているところ（足の裏を上へ動かしているところ）。

5点 "最大の抵抗に抗して全域可動"

患者の姿勢：患者は台の上で腹臥位にさせ、足首から先は台の端から出しておく(図3.11を参照)。

測定者の姿勢：測定者は患者の足元に立ち、患者の下腿に最大の抵抗を与える。

患者への指示："強く押さえておきますから、足の裏が上を向くように足首をできるところまで伸ばしてください。"

足関節は可動域の端から端、つまり、完全背屈位から完全底屈位まで動かすようにしなければならない。

臨床でのヒント：てこの原理を利用して、脚に対する抵抗が確実に一定になるようにする。患者には、抵抗の大きさがわかるよう、ゆっくりと動かし始めるように言う。なお、患者の腓腹筋の力は、測定者が与える抵抗よりも大きいと思われる。この手技を安全かつ効果的に実施できるよう、安全で力を入れやすい姿勢をとること。

背屈筋

0点 "筋の収縮なし"および1点"わずかな収縮"

患者の姿勢：患者は台の上で仰臥位にさせるか、または脚を伸ばして座らせて、踵が台の端にくるようにしておく。

測定者の姿勢：測定者は患者の足元に立ち、両手で前脛骨筋を触知して、収縮の有無をみる。

患者への指示："すねの筋に力を入れてみてください。／足首を曲げようとしてみてください。"

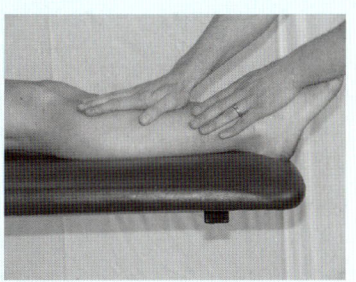

図3.12 背屈筋のオックスフォード分類の0点および1点。

臨床でのヒント：筋を念入りに観察して触知することが、ごくわずかな収縮の動きも逃さないようにする上できわめて重要である。

前脛骨筋は足の前面にある主な筋のひとつである。その腱は足関節の前側の腱のうちで最も内側にある。

2点 "重力の影響を受けずに全域可動"

患者の姿勢：患者は台の上で側臥位にさせる。足は完全底屈位で支える。

測定者の姿勢：測定者は患者のそばに立ち、片方の手で右脚の膝辺り、もう片方の手で足を下から支える。

患者への指示："足首をできるところまで曲げてください。"

足関節は可動域の端から端、つまり、完全底屈位から完全背屈位まで動かすようにしなければならない。

臨床でのヒント：脚は重いので、測定者が安全な姿勢をとることもこの測定手技で重要なことのひとつである。

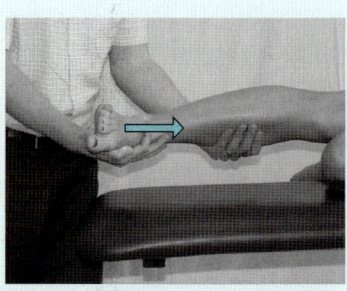

図3.13 背屈筋のオックスフォード分類の2点。完全底屈位から完全背屈位まで足関節を動かしているところ（足の甲を向こうずねに向かって動かしているところ）。

3点 "重力に抗して全域可動"

患者の姿勢：患者は台の上で仰臥位にさせるか、または脚を伸ばして座らせる。足首から先を台の端から出して、完全底屈位にしておく。

測定者の姿勢：測定者は患者の足元に立ち、動きを観察する。

患者への指示："足首をできるところまで曲げてください。"

足関節は可動域の端から端、つまり、完全底屈位から完全背屈位まで動かすようにしなければならない。

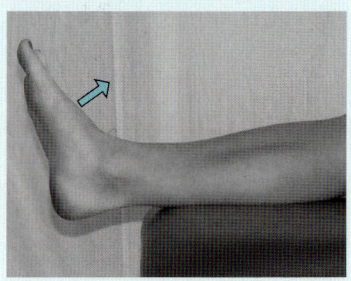

図3.14 背屈筋のオックスフォード分類の3点。完全底屈位から完全背屈位まで足関節を動かしているところ（足の甲を向こうずねに向かって動かしているところ）。

4点 "最小の抵抗に抗して全域可動"

患者の姿勢：患者は台の上で仰臥位にさせるか、脚を伸ばして座らせる。足首から先は台の端から出し、完全底屈位にさせておく。

測定者の姿勢：測定者は患者の足元に立ち、患者の足の甲にごく弱い抵抗を与える。

患者への指示："ごく弱く押さえておきますから、できるところまで足首を曲げて足の甲を上げてください。"

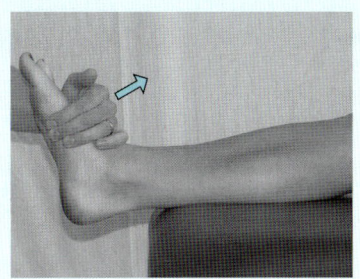

図3.15 背屈筋のオックスフォード分類の4点および5点。完全底屈位から完全背屈位まで足関節を動かしているところ（足の甲を向こうずねへ向けて動かしているところ）。

足関節は可動域の端から端、つまり、完全底屈位から完全背屈位まで動かすようにしなければならない。

臨床でのヒント：てこの原理を利用して、脚に対する抵抗が確実に一定になるようにする。患者には、抵抗の大きさがわかるよう、ゆっくりと動かし始めるように言う。

5点 "最大の抵抗に抗して全域可動"

患者の姿勢：患者は台の上で仰臥位にさせるか、脚を伸ばして座らせる。足首から先は台の端から出し、完全底屈位にさせておく（図3.15を参照）。

測定者の姿勢：測定者は患者の足元に立ち、患者の足に最大の抵抗を与える。

患者への指示："強く押さえておきますから、できるところまで足首を曲げて足の甲を上げてください。"

足関節は可動域の端から端、つまり、完全底屈位から完全背屈位まで動かすようにしなければならない。

臨床でのヒント：てこの原理を利用して、脚に対する抵抗が確実に一定になるようにする。患者には、抵抗の大きさがわかるよう、ゆっくりと動かし始めるように言う。なお、患者の前脛骨筋の力は、測定者が与える抵抗よりも大きいと思われる。この手技を安全かつ効果的に実施できるよう、安全で力を入れやすい姿勢をとること。

外がえし筋

0点 "筋の収縮なし"および1点"わずかな収縮"

患者の姿勢：患者は台の上で脚を伸ばして座らせ、足首から下を台の端から出しておく。

測定者の姿勢：測定者は患者の足元に立ち、両手で脚の外側、腓骨筋（長腓骨筋および短腓骨筋）を触知する。

患者への指示："足首から下を（脚の外側の筋を使って）外側に向けようとしてみてください。"

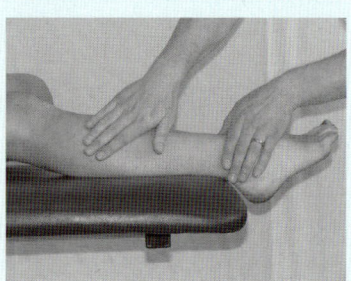

図3.16 外反筋のオックスフォード分類の0点および1点。

臨床でのヒント：筋を念入りに観察して触知することが、ごくわずかな収縮の動きも逃さないようにする上できわめて重要である。

長腓骨筋および短腓骨筋は、脚の外側の腓骨頭の下が収縮しているのを触知ことができる。腱は、腓骨外果の後ろを通っているのを触知することができる。

2点 "重力の影響を受けずに全域可動"

患者の姿勢：患者は台の上で仰臥位にさせるか、脚を伸ばして座らせ、足首から下を台の端から出して内反させておく。

測定者の姿勢：測定者は患者の足元に立ち、踵骨部および足を支えておく。

患者への指示："足をできるだけ外側に向けようとしてみてください。"

足関節は可動域の端から端、つまり、完全内反位から完全外反位まで動かすようにしなければならない。

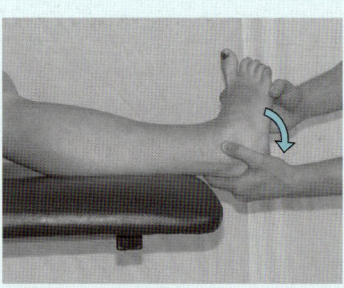

図3.17 外反筋のオックスフォード分類の2点。完全内反位から完全外反位まで足関節を動かしているところ（足を完全な外向きから完全な内向きに動かしているところ）。

臨床でのヒント：脚は重いので、測定者が安全な姿勢をとることもこの測定手技で重要なことのひとつである。同時に、足の重みをとってやるものではあっても、患者が足を外反させようとするのを手助けするものであってはならない。

測　定　83

3点　"重力に抗して全域可動"

患者の姿勢： 患者は台の上で側臥位にさせ、足首から下を台の端から出して外反させておく。

測定者の姿勢： 測定者は患者の足元に立ち、動きを観察する。

患者への指示： "足の裏が天井に向くように動かしてみてください。"

足関節は可動域の端から端、つまり、完全内反位から完全外反位まで動かすようにしなければならない。

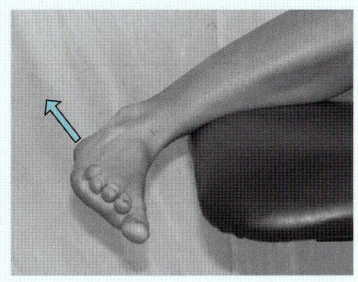

図3.18 外反筋のオックスフォード分類の3点。完全内反位から完全外反位まで足関節を動かしているところ（足の裏を天井の方へ向けようとしているところ）。

4点　"最小の抵抗に抗して全域可動"

患者の姿勢： 患者は台の上で側臥位にさせ、足首から下を台の端から出して内反させておく。

測定者の姿勢： 測定者は患者の足元に立ち、患者の足の外側縁にごく弱い抵抗を与える。

患者への指示： "ごく弱く押さえておきますから、足の裏が天井に向くように動かしてみてください。"

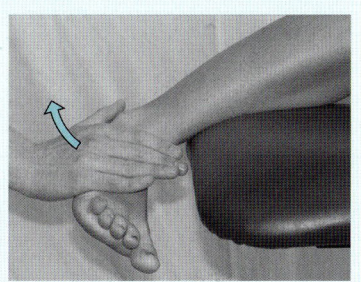

図3.19 外反筋のオックスフォード分類の4点および5点。完全内反位から完全外反位まで足関節を動かしているところ（足の裏を天井の方へ向けようとしているところ。

足関節は可動域の端から端、つまり、完全内反位から完全外反位まで動かすようにしなければならない。

5点　"最大の抵抗に抗して全域可動"

患者の姿勢： 患者は台の上で側臥位にさせ、足首から下を台の端から出して内反させておく（図3.19を参照）。

測定者の姿勢： 測定者は患者の足元に立ち、患者の足の外側縁に最大の抵抗を与える。

患者への指示： "強く押さえておきますから、足の裏が天井に向くように動かしてみてください。"

足関節は可動域の端から端、つまり、完全内反位から完全外反位まで動かすようにしなければならない。

内がえし筋

0点 "筋の収縮なし"および1点 "わずかな収縮"

患者の姿勢：患者は台の上で脚を伸ばして座らせ、足首から下を台の端から出して外反させておく。

測定者の姿勢：測定者は患者の足元に立ち、手で足関節内側の後脛骨筋の腱を触知する。

患者への指示："脚の外側の筋を使って足を内側に向けようとしてみてください。"

臨床でのヒント：腱を念入りに観察して触知することが、ごくわずかな収縮の動きも逃さないようにする上できわめて重要である。後脛骨筋は深部ふくらはぎの筋であるが、脛骨内果の後ろにて触知することができる。

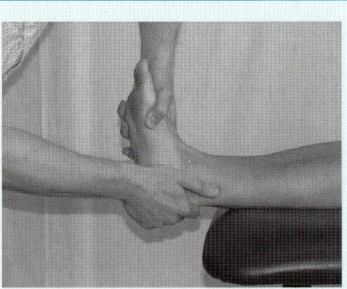

図3.20　内がえし筋のオックスフォード分類の0点および1点。

2点 "重力の影響を受けずに全域可動"

患者の姿勢：患者は台の上で仰臥位にさせるか、脚を伸ばして座らせ、足首から下を台の端から出して外反位にさせておく。

測定者の姿勢：測定者は患者の足元に立ち、踵骨部および足を支えておく。

患者への指示："足をできるだけ内側に向けようとしてみてください。"

足関節は可動域の端から端、つまり、完全外反位から完全内反位まで動かすようにしなければならない。

臨床でのヒント：脚は重いので、測定者が安全な姿勢をとることもこの測定手技で重要なことのひとつである。同時に、足の重みをとってやるものではあっても、患者が足を内がえしさせようとするのを手助けするものであってはならない。

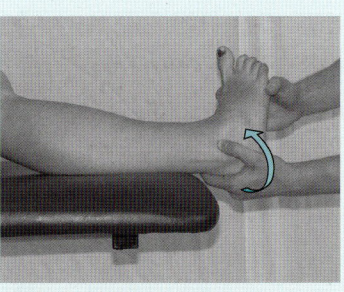

図3.21　内がえし筋のオックスフォード分類の2点。完全外反位から完全内反位まで足関節を動かし終わったところ（足を完全な外向きから完全な内向きに動かし終わったところ）。

3点 "重力に抗して全域可動"

患者の姿勢：患者は台の上で側臥位にさせ、足首から下を台の端から出して外反させておく。

測定者の姿勢：測定者は患者の足元に立ち、動きを観察する。

患者への指示："足の裏が天井に向くように動かしてみてください。"

足関節は可動域の端から端、つまり、完全外反位から完全内反位まで動かすようにしなければならない。

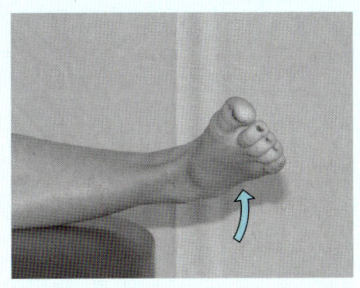

図 3.22 内がえし筋のオックスフォード分類の3点。完全外反位から完全内反位まで足関節を動かし終わったところ（足が完全な外向きから完全な内向きまで動かし終わったところ）。

4点 "最小の抵抗に抗して全域可動"

患者の姿勢：患者は台の上で側臥位にさせ、足首から下を台の端から出して外反位にさせておく。

測定者の姿勢：測定者は患者の足元に立ち、患者の足の内側縁にごく弱い抵抗を与える。

患者への指示："ごく弱く押さえておきますから、足の裏が天井に向くように動かしてみてください。"

足関節は可動域の端から端、つまり、完全外反位から完全内反位まで動かすようにしなければならない。

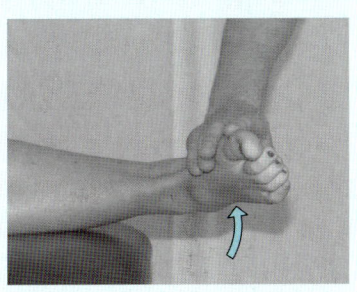

図 3.23 内がえし筋のオックスフォード分類の4点および5点。完全外反位から完全内反位まで足関節を動かし終わったところ（足が完全な外向きから完全な内向きまで動かし終わったところ）。

5点 "最大の抵抗に抗して全域可動"

患者の姿勢：患者は台の上で側臥位にさせ、足首から下を台の端から出して外反させておく(図3.23を参照)。

測定者の姿勢：測定者は患者の足元に立ち、患者の足の内側縁に最大の抵抗を与える。

患者への指示："強く押さえておきますから、足の裏が天井に向くように動かしてみてください。"

足関節は可動域の端から端、つまり、完全外反位から完全内反位まで動かすようにしなければならない。

メ モ

処置の記録

足関節

メモ

処置の記録

肩関節

第**4**章

解　剖　89
　触知される骨標識点　90
　靭帯　90
　筋　91
　　屈筋　91
　　伸筋　92
　　内転筋　93
　　外転筋　94
　　外旋筋　94
　　内旋筋　95

測　定　96
　可動域　96
　　伸転　96
　　屈転　97
　　外転　98
　　内転　99
　　内旋　100

　　外旋　101
　観察／
　振り返り用チェックリスト　103
　腕囲　104
　　上腕　104
　観察／
　振り返り用チェックリスト　106
筋力：
オックスフォード分類　107
　屈筋　107
　伸筋　109
　外転筋　112
　内転筋　114
　内旋筋　117
　外旋筋　120

解　剖

1. 肩関節とは、滑液で覆われた球関節である
2. 上腕骨頭と肩甲骨の関節窩との関節である
3. ルーズ・カプセルのため可動域が大きく、しかもさまざまな方向へこの関節を動かすことができる。また、嚢の下方のゆるみが大きく、この関節の外転を可能にしている
4. 関節包靭帯（上、中、下関節上腕靭帯）により、関節の前方が補強されている

5. この関節は、回旋筋腱板の筋(棘上筋、棘下筋、小円筋および肩甲下筋)によっても補強されている
6. 関節縁を取り囲んでいる厚い楔型の軟骨である関節唇によって、関節窩が深くなっており、関節の適合性が高くなっている
7. 肩関節の動きには、屈曲、伸展、外転、内転、外旋および内旋がある

触知される骨標識点

肩甲骨では、肩峰突起、肩峰角、肩甲骨棘、烏口突起、下角および内側縁。
上腕骨では、大結節、小結節および結節間溝。

靭 帯

表4.1

肩の靭帯			
靭 帯	起始部	停止部	動きの制限
上関節上腕靭帯	肩甲関節縁および隣接する関節唇の上部	上腕骨小結節の上面	外旋
中関節上腕靭帯	肩甲関節縁および隣接する関節唇の中部	上腕骨の小結節	外旋
下関節上腕靭帯	肩甲関節縁および隣接する関節唇の下面	上腕骨の解剖頚の前下面	外旋と外側への範囲での外転の制限も
横上腕靭帯	上腕骨の大結節	上腕骨の小結節	両結節の間隙を埋めることにより、結節間溝で二頭筋腱の長頭を支える
烏口上腕靭帯	肩甲骨の烏口突起	靭帯前部は小結節に付着 靭帯後部は大結節に付着	関節包と融合して関節包の強度を高める
烏口肩峰靭帯	肩甲骨の烏口突起外側縁	肩関節の肩峰の前面、肩鎖関節の前	上腕骨の上への移動を制限する

筋

屈 筋

表4.2

肩の屈筋				
筋	起始部	停止部	神経支配	動き
大胸筋	鎖骨前表面の内側半分および胸骨体の外側面	結節間溝の外側唇内へ	内側C8および外側C5、6、7の胸筋神経	肩関節の内旋および内転 鎖骨部=肩屈曲 胸骨部=屈曲位からの肩伸展
三角筋	前部線維=鎖骨前面の外側3分の1 中部線維=肩甲骨の肩峰外側面 後部線維=肩甲棘の下面の外側3分の1	上腕骨の三角筋粗面	腋窩神経C5、6	前部線維=肩の屈曲 中部線維=肩の外転 後部線維=肩の伸展
烏口腕筋	肩甲骨烏口突起	上腕骨幹部の内側側面、骨幹部を遠位方向へ約3分の1	筋皮神経C6、7	肩関節の屈曲および内転
上腕二頭筋	長頭=関節上結節 短頭=肩甲骨烏口突起	上腕二頭筋腱膜および橈骨粗面	筋皮神経C5、6	長頭=肩関節の屈曲 長頭および短頭=肘の屈曲および回外

伸 筋

表 4.3

肩の伸筋

筋	起始部	停止部	神経支配	動 き
大胸筋	鎖骨前表面の内側半分および胸骨体の外側面	結節間溝の外側唇内へ	内側C8および外側C5、6、7の胸筋神経	肩関節の内旋および内転 鎖骨部＝肩屈曲 胸骨部＝屈曲位からの肩伸展
三角筋	前部線維＝鎖骨前面の外側3分の1 中部線維＝肩甲骨の肩峰外側面 後部線維＝肩甲棘の下面の外側3分の1	上腕骨の三角筋粗面	腋窩神経 C5、6	前部線維＝肩の屈曲 中部線維＝肩の外転 後部線維＝肩の伸展
広背筋	胸腰筋膜の外側面、これがさらに棘突起のほか、第7-12胸椎と第1-5腰椎と仙骨にまで付着する。腸骨稜の遠位3分の1の外唇、下から3-4本の肋骨の外表面および肩甲骨の下角	上腕骨結節間溝	胸背神経 C6、7、8	（屈曲した腕の）伸展、上腕骨の内転および内旋
大円筋	肩甲骨の下角の外側縁および背面の下4分の1	上腕骨結節間溝の内側唇	下肩甲下神経C6、7	屈曲した腕の伸展、上腕骨の内転および内旋
上腕三頭筋	外側頭＝上腕骨後面のらせん状溝の上方 長頭＝肩甲骨下結節 内側頭＝上腕骨後面の内側面のらせん状溝の下方	尺骨肘頭の後部	橈骨神経 C6、7、8	屈曲位からの肩の伸展、肩関節の内転および肘の伸展

内転筋

表 4.4

肩の内転筋

筋	起始部	停止部	神経支配	動き
大胸筋	鎖骨前表面の内側半分および胸骨体の外側面	結節間溝の外側唇内へ	内側C8および外側C5、6、7の胸筋神経	肩関節の内旋および内転 鎖骨部=肩屈曲 胸骨部=屈曲位からの肩伸展
広背筋	胸腰筋膜の外側面、これがさらに棘突起のほか、第7-12胸椎と第1-5腰椎と仙骨にまで付着する。腸骨稜の遠位3分の1の外唇、下から3-4本の肋骨の外表面および肩甲骨の下角	上腕骨結節間溝	胸背神経C6、7、8	(屈曲した腕の)伸展、上腕骨の内転および内旋
上腕三頭筋	外側頭=上腕骨後面のらせん状溝の上方 長頭=肩甲骨下結節 内側頭=上腕骨後面の内側面のらせん状溝の下方	尺骨肘頭の後部	橈骨神経C6、7、8	屈曲位からの肩の伸展、肩関節の内転および肘の伸展
大円筋	肩甲骨の下角の外側縁および背面の下4分の1	上腕骨結節間溝の内側唇	下肩甲下神経C6、7	屈曲した腕の伸展、上腕骨の内転および内旋
烏口腕筋	肩甲骨烏口突起	上腕骨幹部の内側側面、骨幹部を遠位方向へ約3分の1	筋皮神経C6、7	肩関節の屈曲および内転

外転筋

表4.5

肩の外転筋

筋	起始部	停止部	神経支配	動き
三角筋	前部線維＝鎖骨前面の外側3分の1 中部線維＝肩甲骨の肩峰外側面 後部線維＝肩甲棘の下面の外側3分の1	上腕骨の三角筋粗面	腋窩神経 C5、6	前部線維＝肩の屈曲 中部線維＝肩の外転 後部線維＝肩の伸展
棘上筋	肩甲骨棘上窩の内側3分の2	上腕骨大結節（上切子面）	肩甲上神経 C5、6	肩関節の外転、肩関節の安定

外旋筋

表4.6

肩の外旋筋

筋	起始部	停止部	神経支配	動き
三角筋	前部線維＝鎖骨前面の外側3分の1 中部線維＝肩甲骨の肩峰外側面 後部線維＝肩甲棘の下面の外側3分の1	上腕骨の三角筋粗面	腋窩神経 C5、6	前部線維＝肩の屈曲 中部線維＝肩の外転 後部線維＝肩の伸展
棘下筋	肩甲棘下窩の内側3分の2	上腕骨大結節（中切子面）	肩甲上神経 C5、6	肩関節の外旋および安定
小円筋	肩甲骨外側縁の上3分の2	上腕骨大結節（中切子面）	腋窩神経 C5、6	外旋および外転させた状態からの上腕骨の内転

内旋筋

表 4.7

肩の内旋筋

筋	起始部	停止部	神経支配	動き
三角筋	前部線維＝鎖骨前面の外側3分の1 中部線維＝肩甲骨の肩峰外側面 後部線維＝肩甲棘の下面の外側3分の1	上腕骨の三角筋粗面	腋窩神経 C5、6	前部線維＝肩の屈曲 中部線維＝肩の外転 後部線維＝肩の伸展
肩甲下筋	肩甲骨肩甲下窩の内側3分の2	上腕骨小結節	肩甲下神経 C5、6、7	肩関節の内旋および内転
大円筋	肩甲骨の下角の外側縁および背面の下4分の1	上腕骨結節間溝の内側唇	下肩甲下神経C6、7	屈曲した腕の伸展、上腕骨の内転および内旋
広背筋	胸腰筋膜の外側面、これがさらに棘突起のほか、第7-12胸椎と第1-5腰椎と仙骨にまで付着する。腸骨稜の遠位3分の1の外唇、下から3-4本の肋骨の外表面および肩甲骨の下角	上腕骨結節間溝	胸背神経 C6、7、8	（屈曲した腕の）伸展、上腕骨の内転および内旋
大胸筋	鎖骨前表面の内側半分および胸骨体の外側面	結節間溝の外側唇内へ	内側C8および外側C5、6、7の胸筋神経	肩関節の内旋および内転 鎖骨部＝肩屈曲 胸骨部＝屈曲位からの肩伸展

測 定

可動域

伸　展

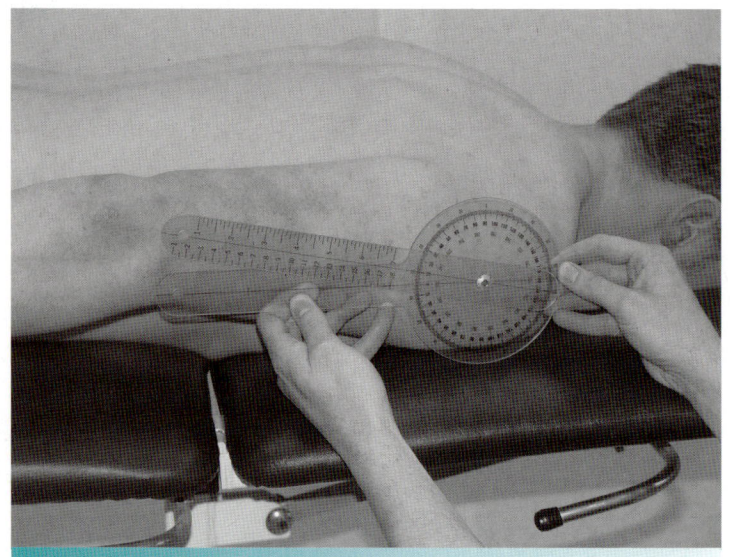

図4.1　肩伸展の角度測定

開始位置：患者は台の上で腹臥位にさせ(るか、または座位にさせ)、腕は力を抜いて体側に沿わせ、掌は内側に向けておく。

角度計の軸：角度計の軸は、上腕骨骨頭の外側、肩峰外側面の下 2.5 cm ぐらいのところに当てる。

固定バー：体幹の外側中線に平行にする。

可動バー：上腕骨長軸に平行にし、上腕骨外側上顆を指すようにする。

患者への指示："肘をまっすぐにしたまま、腕を後方にできるところまで動かしてください。"

終了位置：上腕を可動限界まで後方へ動かせたところ。

トリック動作：肩甲骨の前方傾斜、挙上および肩の外転。患者が体幹を屈曲させることもある。

> 注意：患者が肩を伸展させると、角度計の固定バーと可動バーが動いてしまうため、それぞれ位置を合わせ直してから目盛りを読むことが必要になることがある。

屈 曲

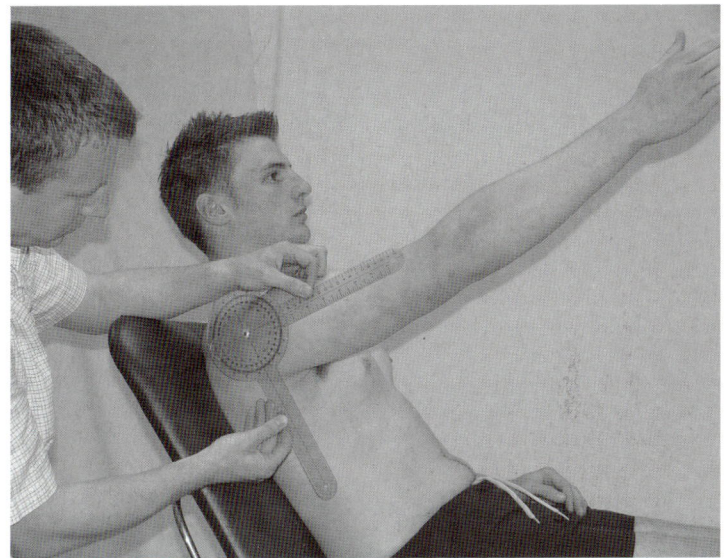

図4.2 肩屈曲の角度測定

開始位置：患者は台を背にして、もたれかかって座るかまたは座位となり、腕は体側に沿わせ、掌は内側に向けておく。

角度計の軸：角度計の軸は、上腕骨骨頭の外側、肩峰外側面の下2.5cmぐらいのところに当てる。

固定バー：体幹の外側中線に平行にする。

可動バー：上腕骨長軸に平行にし、上腕骨外側上顆を指すようにする。

患者への指示："肘をまっすぐにしたまま、腕を前上方にできるところまで動かしてください。"

終了位置：上腕を可動限界まで前方へ動かせたところ。

注意：患者が肩を屈曲させると、角度計の固定バーと可動バーが動いてしまうため、それぞれ位置を合わせ直してから目盛りを読むことが必要になることがある。

外 転

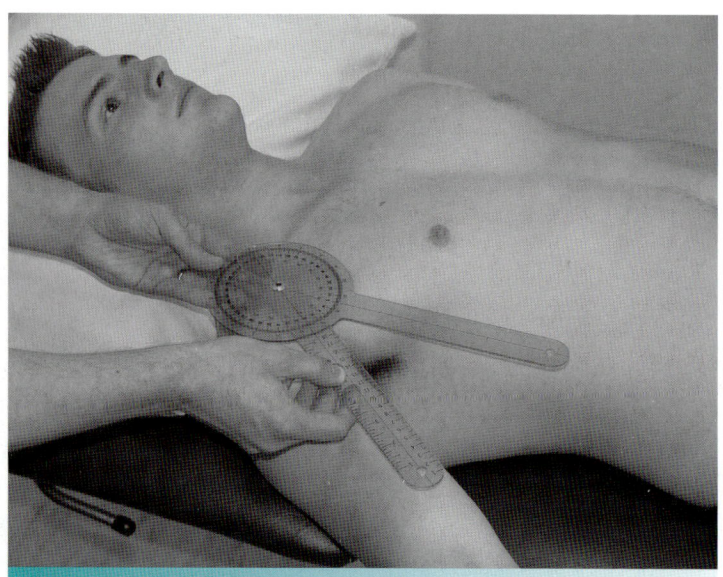

図4.3 肩外転の角度測定

開始位置：患者は台の上で仰臥位にさせるかまたは座位にさせ、腕は体側に沿わせて、掌は内側に向けておく。

角度計の軸：角度計の軸は、肩甲上腕関節前面の中心、肩甲骨烏口突起の下外側1.5cmぐらいのところに当てる。

固定バー：胸骨中線に平行にする。

可動バー：上腕骨長軸に平行にし、上腕骨外側上顆を指すようにする。

患者への指示："掌の向きを変えずに腕を外へ開いて、頭の方にできるところまで持ち上げてください。"

終了位置：上腕を可動限界まで側方へ動かせたところ。

トリック動作：対側への体幹側屈、肩甲骨挙上および肩屈曲。

内 転

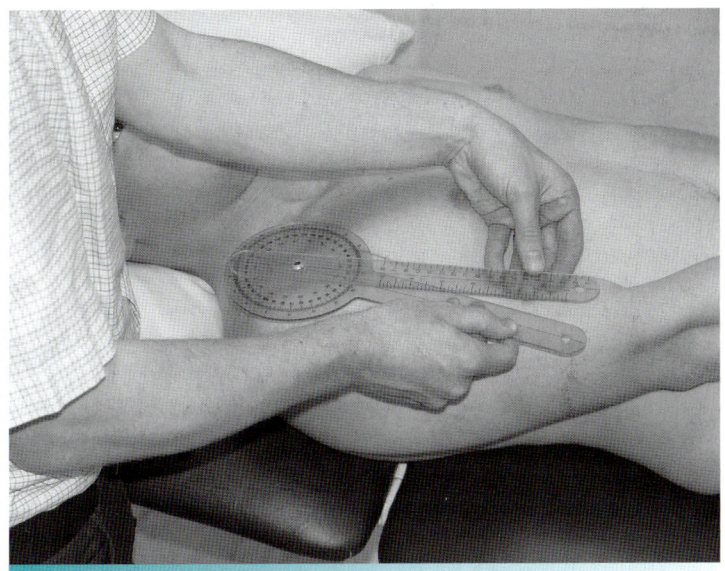

図4.4 肩内転の角度測定

開始位置：患者は台の上で仰臥位にさせるかまたは座位にさせ、腕は体側に沿わせて、掌は内側に向けておく。

角度計の軸：角度計の軸は、肩甲上腕関節前面の中心、烏口突起の下外側1.5cmぐらいのところに当てる。

固定バー：胸骨中線に平行にする。

可動バー：上腕骨長軸に平行にし、上腕骨外側上顆を指すようにする。

患者への指示："腕を体の前を通って反対側にできるところまで動かしてください。"

終了位置：上腕を可動限界まで内側へ動かせたところ。

臨床でのヒント
内転させるには、肩をある程度屈曲させておかなければならない。

内　旋

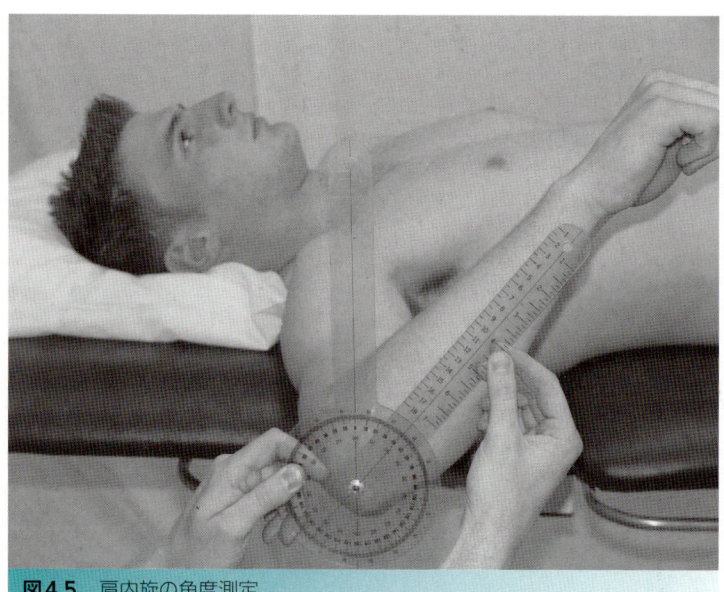

図4.5　肩内旋の角度測定

開始位置：患者は台の上で仰臥位にさせ、肩を90°外転させ、肘を90°屈曲させて、前腕を回内位にしておく。外転位にするには上腕の下にタオルを挟む。
角度計の軸：角度計の軸は、尺骨の肘頭に当てる。
固定バー：床に垂直にする。
可動バー：尺骨長軸に平行にし、尺骨茎状突起を指すようにする。
患者への指示："掌を床に向かって下ろしてください。"
終了位置：掌を床に向かって可動限界まで動かせたところ。
トリック動作：肘伸展、肩甲骨の挙上および外転。

外 旋

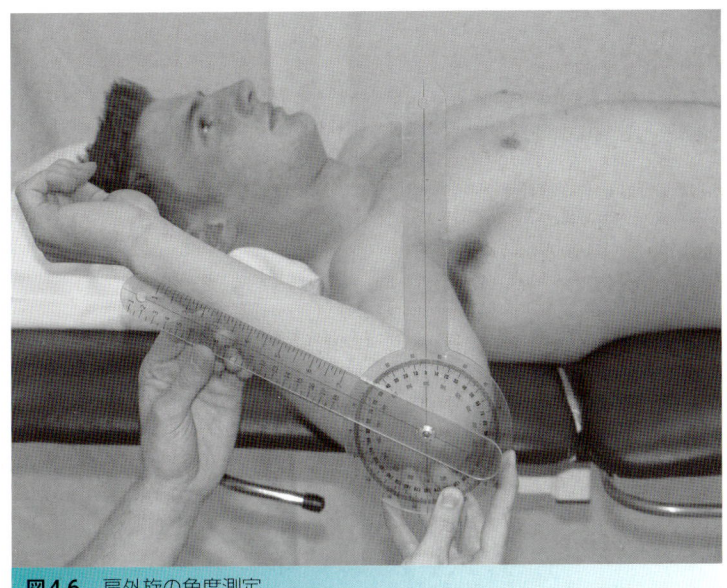

図4.6 肩外旋の角度測定

開始位置：患者は仰臥位にさせ、肩を90°外転させ、肘を90°屈曲させて、前腕を回内位にしておく。上腕の下にタオルをたたんで挟んでおく。
角度計の軸：角度計の軸は、肘頭に当てる。
固定バー：体幹に垂直にする。
可動バー：尺骨長軸に平行にする。
患者への指示："手を台に向かって後ろに動かしてください。"
終了位置：手の甲を床に向かって可動限界まで動かせたところ。
トリック動作：肘伸展、肩甲骨の引下げおよび内転。

メ モ

処置の記録

観察／振り返りチェックリスト

観察事項		はい/いいえ	摘要
自己紹介と スキルの準備	治療場所は枕、毛布、安全な環境など、患者を迎え入れる準備がきちんとできているか		
	療法士は自己紹介したか		
	患者はリラックスしていたか		
	露出や毛布などの掛け方は正しかったか		
	手順の説明はしたか		
	説明は簡潔で分かりやすかったか		
	同意は得たか		
スキルの実施	台の高さは正しかったか		
	療法士は歩み寄っていたか		
	療法士は関節や他の重要な骨標識点を同定できたか		
	角度計は正しい位置に合わせられたか		
	関節の可動域の目盛りは正しく読めたか		
	療法士は身体の左右を比較したか		
当該手技の安全かつ効果的な実施	しかるべく注意を払いながら手順を進めたか		
当該スキルの全体的な出来栄えを評価	優秀		
	優		
	良		
	可		
	何とも言えない		
	不合格		

腕囲
上腕

リンパ浮腫の患者などは、上肢の測定が必要になることがある。

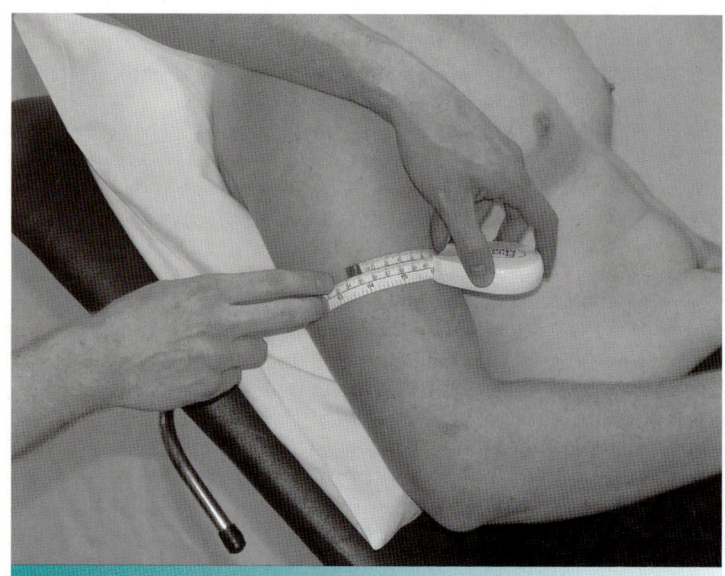

図4.7 上肢周囲の測定

患者の姿勢：患者は台の上で脚を伸ばして座るか、または台を背にしてもたれかかるようにして座らせ、体がぐらつかないようにする。腕と台の間に枕を挟み、肘の力は抜いておく。

方法：腕の長さおよび腫脹の程度を考慮しながら、肘頭から4cm（1.5インチ）離れるごとに印をつけてそこを測定する。このため、測定が前腕に及ぶこともある。

それぞれの印の部分の太さを巻尺で測定し、その数字を記録する。

それぞれ3回ずつ測定して平均を求める。対側の腕も同じ方法で測定して両側を比較する。

注意点：
巻尺の状態。ピンと張っているか。
筋は弛緩していなければならない。
巻尺はまっすぐに（ねじらない）。
一貫性ある測定をする。巻尺の上下、センチかインチか。

メ モ

処置の記録

肩関節

観察／振り返りチェックリスト

観察／振り返りチェックリスト			
観察事項		はい/いいえ	摘要
自己紹介と スキルの準備	治療場所は枕、毛布、安全な環境など、患者を迎え入れる準備がきちんとできているか		
	療法士は自己紹介したか		
	患者はリラックスしていたか		
	露出や毛布などの掛け方は正しかったか		
	手順の説明はしたか		
	説明は簡潔で分かりやすかったか		
	同意は得たか		
スキルの実施	台の高さは正しかったか		
	療法士は歩み寄っていたか		
	療法士は関節や他の重要な骨標識点を同定できたか		
	巻尺は正しい位置に合わせられたか		
	肢囲の目盛りは正しく読めたか		
	療法士は身体の左右を比較したか		
当該手技の安全 かつ効果的な実施	しかるべく注意を払いながら手順を進めたか		
当該スキルの 全体的な出来栄えを 評価	優秀		
	優		
	良		
	可		
	何とも言えない		
	不合格		

筋力：オックスフォード分類

屈　筋

0点　"筋の収縮なし"および1点"わずかな収縮"

患者の姿勢： 患者は台の上で仰臥位または座位にさせる。

測定者の姿勢： 測定者は患者のそばに立ち、両手で前側の三角筋および上腕二頭筋を触知して、収縮の有無をみる。

患者への指示： "肩の筋に力を入れてみてください。／腕を天井に向かって持ち上げようとしてみてください。"

臨床でのヒント： 筋を念入りに観察して触知することが、ごくわずかな収縮の動きも逃さないようにする上できわめて重要である。

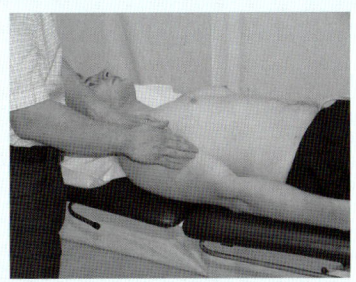

図4.8　肩屈筋のオックスフォード分類の0点および1点。

2点　"重力の影響を受けずに全域可動"

患者の姿勢： 患者は台の上で側臥位にさせる。腕は完全肩伸展位で支える。

測定者の姿勢： 測定者は患者のそばに立ち、片方の手で肘、もう片方の手で手首のすぐ上を下から支える。

患者への指示： "腕をできるだけ遠くまで動かしてください。"

肩は可動域の端から端、つまり、完全伸展位から完全屈曲位まで動かすようにしなければならない。

臨床でのヒント： 腕は重いので、測定者が安全な姿勢をとることもこの測定手技で重要なことのひとつである。

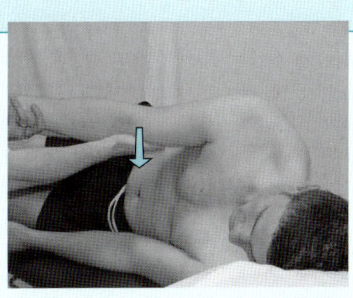

図4.9　肩屈筋のオックスフォード分類の2点。完全伸展位から完全屈曲位まで肩を（前方に）動かしているところ。

3点 "重力に抗して全域可動"

患者の姿勢：患者は立位または座位にさせ、腕は体側に沿わせて力を抜いておく（中間位）。重力の力を借りることになるため、完全伸展位からは開始しない。

測定者の姿勢：測定者は患者に向かい合って立ち、動きを観察する。

患者への指示："腕をできるところまで持ち上げてください。"

肩は測定しうる可動域の端から端、つまり、中間位から完全屈曲位まで動かすようにしなければならない。

臨床でのヒント：座位は最適な姿勢のひとつであり、4点および5点の検査に進みやすい。

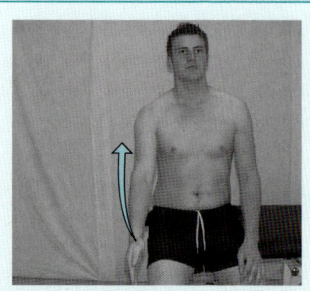

図4.10　肩屈筋のオックスフォード分類の3点。中間位から完全屈曲位まで肩を動かしているところ（腕を天井へ向かって持ち上げているところ）。

4点 "最小の抵抗に抗して全域可動"

患者の姿勢：患者は立位または座位にさせ、腕は体側に沿わせて力を抜いておく（中間位）。重力の力を借りることになるため、完全伸展位からは開始しない。

測定者の姿勢：測定者は患者のそばに立ち、患者の腕の遠位部にごく弱い抵抗を与える。

患者への指示："ごく弱く押さえておきますから、腕をできるところまで前に上げてください。"

肩は測定しうる可動域の端から端、つまり、中間位から完全屈曲位まで動かすようにしなければならない。

臨床でのヒント：てこの原理を利用して、腕に対する抵抗が確実に一定になるようにする。患者には、抵抗の大きさがわかるよう、ゆっくりと動かし始めるように言う。このほか、姿勢もきわめて重要であり、可動域いっぱいのところに動かすまで均一に圧をかけられるようにするためにも、患者は座位をとる必要がある。

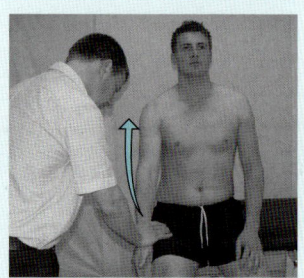

図4.11　肩屈筋のオックスフォード分類の4点および5点。中間位から完全屈曲位まで肩を動かしているところ（腕を天井へ向かって持ち上げているところ）。

測　定　109

5点　"最大の抵抗に抗して全域可動"

患者の姿勢：患者は立位または座位にさせ、腕は体側に沿わせて力を抜いておく（中間位）。重力の力を借りることになるため、完全伸展位からは開始しない（図4.11を参照）。

測定者の姿勢：測定者は患者のそばに立ち、患者の腕の遠位部に最大の抵抗を与える。

患者への指示："強く押さえておきますから、腕をできるところまで前に上げてください。"

肩は測定しうる可動域の端から端、つまり、中間位から完全屈曲位まで動かすようにしなければならない。

臨床でのヒント：最大の抵抗とは患者にとっての最大であって、抵抗を与える側にとっての最大ではない。

てこの原理を利用して、腕に対する抵抗が確実に一定になるようにする。患者には、抵抗の大きさがわかるよう、ゆっくりと動かし始めるように言う。

伸　筋

0点　"筋の収縮なし"および1点"わずかな収縮"

患者の姿勢：患者は台の上で側臥位にさせる。

測定者の姿勢：測定者は患者のそばに立ち、両手で三角筋後部を触知して、収縮の有無をみる。

患者への指示："肩の筋に力を入れてみてください。／腕を後ろに動かそうとしてみてください。"

臨床でのヒント：筋を念入りに観察して触知することが、ごくわずかな収縮の動きも逃さないようにする上できわめて重要である。

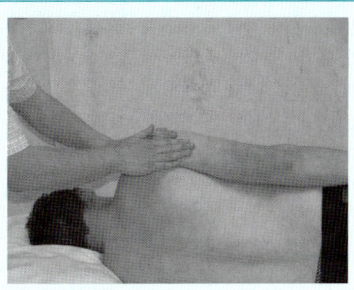

図4.12　肩伸筋のオックスフォード分類の0点および1点。

2点 "重力の影響を受けずに全域可動"

患者の姿勢：患者は台の上で側臥位にさせる。腕は完全肩屈曲位で支える。

測定者の姿勢：測定者は患者のそばに立ち、片方の手で上腕、もう片方の手で手首のすぐ上を下から支える。

患者への指示："腕をできるだけ後ろまで動かしてみてください。"

肩は可動域の端から端、つまり、完全屈曲位から完全伸展位まで動かすようにしなければならない。

臨床でのヒント：腕は重いので、測定者が安全な姿勢をとることもこの測定手技で重要なことのひとつである。

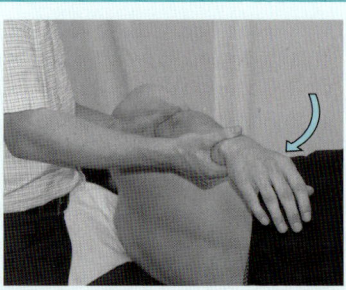

図4.13 肩伸筋のオックスフォード分類の2点。完全屈曲位から完全伸展位まで肩を動かしているところ（腕を後方に動かしているところ）。

3点 "重力に抗して全域可動"

患者の姿勢：患者は立位または座位にさせ、腕は体側に沿わせて力を抜いておく（中間位）。重力の力を借りることになるため、完全屈曲位からは開始しない。

測定者の姿勢：測定者は患者の背中または側面を見る位置に立ち、動きを観察する。

患者への指示："腕をできるところまで後ろに持ち上げてください。"

肩は中間位から完全伸展位まで動かすようにしなければならない。

臨床でのヒント：ここでは座位でも立位でもよいが、4点および5点の検査に進みやすいのは座位の方である。

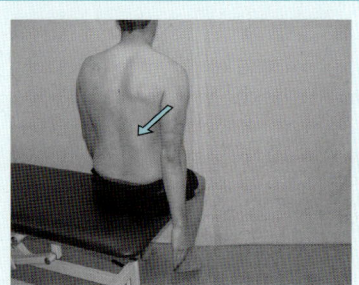

図4.14 肩伸筋のオックスフォード分類の3点。中間位から完全伸展位まで肩を動かしているところ（腕を後方へ動かしているところ）。

4点 "最小の抵抗に抗して全域可動"

患者の姿勢：患者は立位または座位にさせ、腕は体側に沿わせて力を抜いておく（中間位）。重力の力を借りることになるため、完全屈曲位からは開始しない。

測定者の姿勢：測定者は患者の背中を見る位置に立ち、患者の腕の遠位部にごく弱い抵抗を与える。

患者への指示："ごく弱く押さえておきますから、腕をできるところまで後ろに上げてください。"

肩は中間位から完全伸展位まで動かすようにしなければならない。

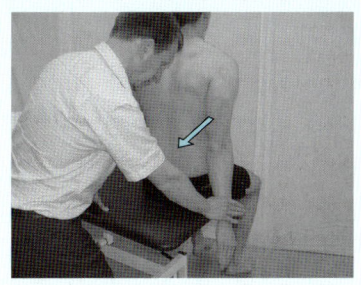

図4.15　肩伸筋のオックスフォード分類の4点および5点。中間位から完全伸展位まで肩を動かしているところ（腕を後方へ動かしているところ）。

臨床でのヒント：てこの原理を利用して、腕に対する抵抗が確実に一定になるようにする。患者には、抵抗の大きさがわかるよう、ゆっくりと動かし始めるように言う。このほか、姿勢もきわめて重要であり、可動域いっぱいのところに動かすまで均一に圧をかけられるようにするためにも、患者は座位をとる必要がある。

5点 "最大の抵抗に抗して全域可動"

患者の姿勢：患者は立位または座位にさせ、腕は体側に沿わせて力を抜いておく（中間位）。重力の力を借りることになるため、完全屈曲位からは開始しない（図4.15を参照）。

測定者の姿勢：測定者は患者の背中を見る位置に立ち、患者の腕の遠位部に最大の抵抗を与える。

患者への指示："強く押さえておきますから、腕をできるところまで後ろに上げてください。"

肩は中間位から完全伸展位まで動かすようにしなければならない。

臨床でのヒント：最大の抵抗とは患者にとっての最大であって、抵抗を与える側にとっての最大ではない。てこの原理を利用して、可動域全体にわたって抵抗をコントロールする。

外転筋

0点 "筋の収縮なし"および1点 "わずかな収縮"

患者の姿勢：患者は台の上で仰臥位にさせ、腕は体側に沿わせておく。

測定者の姿勢：測定者は患者のそばに立ち、両手で三角筋の中部線維を触知して、収縮の有無をみる。

患者への指示："肩の筋に力を入れてみてください。それから腕を体から離すように動かしてください。"

臨床でのヒント：筋を念入りに観察して触知することが、ごくわずかな収縮の動きも逃さないようにする上できわめて重要である。

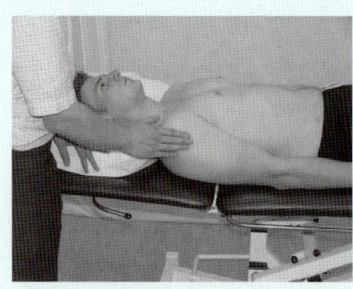

図4.16　肩外転筋のオックスフォード分類の0点および1点。

2点 "重力の影響を受けずに全域可動"

患者の姿勢：患者は台の上で仰臥位にさせる。肩をやや屈曲させて、完全内転位から腕を動かし始められるようにする。

測定者の姿勢：測定者は患者のそばに立ち、片方の手で上腕、もう片方の手で肘のすぐ下を下から支える。

患者への指示："腕ができるだけ体から離れるように動かしてみてください。"

肩は可動域の端から端、つまり、完全内転位から完全外転位まで動かすようにしなければならない。

臨床でのヒント：測定者は、腕を動かしている間に一度も姿勢を変えずに済むような姿勢をとる。腕は重いので、測定者が安全な姿勢をとることもこの測定手技で重要なことのひとつである。

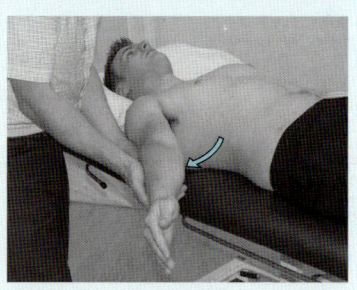

図4.17　肩外転筋のオックスフォード分類の2点。完全内転位から完全外転位まで肩を動かしているところ（腕を体側から離すように動かしているところ）。

3点 "重力に抗して全域可動"

患者の姿勢：患者は立位または座位にさせ、腕は体側に沿わせて力を抜いておく(中間位)。重力の力を借りることになるため、完全内転位からは開始しない。

測定者の姿勢：測定者は患者を横から見る位置に立ち、動きを観察する。

患者への指示："腕を体から離すようにしてできるところまで持ち上げてください。"

肩は測定しうる可動域の端から端、つまり、中間位から完全外転位まで動かすようにしなければならない。

臨床でのヒント：座位は最適かつ安定した姿勢のひとつである。この姿勢からであれば、4点および5点の検査に進みやすい。

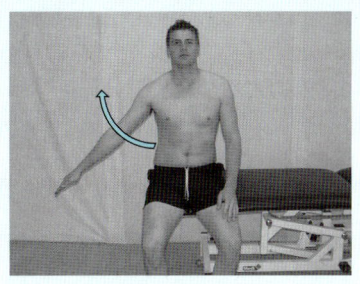

図4.18 肩外転筋のオックスフォード分類の3点。中間位から完全外転位まで肩を動かしているところ(腕を天井へ向かって持ち上げているところ)。

4点 "最小の抵抗に抗して全域可動"

患者の姿勢：患者は立位または座位にさせ、腕は体側に沿わせて力を抜いておく(中間位)。重力の力を借りることになるため、完全内転位からは開始しない。

測定者の姿勢：測定者は患者を横から見る位置に立ち、患者の腕の遠位部にごく弱い抵抗を与える。

患者への指示："ごく弱く押さえておきますから、腕をできるところまで横に上げてください。"

肩は測定しうる可動域の端から端、つまり、中間位から完全外転位まで動かすようにしなければならない。

臨床でのヒント：てこの原理を利用して、腕に対する抵抗が確実に一定になるようにする。患者には、抵抗の大きさがわかるよう、ゆっくりと動かし始めるように言う。このほか、姿勢もきわめて重要であり、可動域いっぱいのところに動かすまで均一に圧をかけられるようにするためにも、患者は座位をとる必要がある。

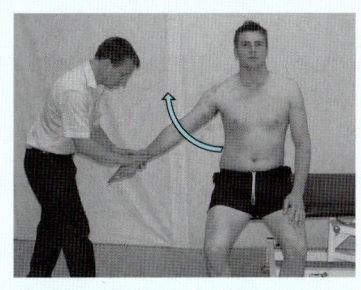

図4.19 肩外転筋のオックスフォード分類の4点および5点。中間位から完全外転位まで肩を動かしているところ(腕を天井へ向かって持ち上げているところ)。

5点 "最大の抵抗に抗して全域可動"

患者の姿勢：患者は立位または座位にさせ、腕は体側に沿わせて力を抜いておく（中間位）。重力の力を借りることになるため、完全内転位からは開始しない（図4.19を参照）。

測定者の姿勢：測定者は患者を横から見る位置に立ち、患者の腕の遠位部に最大の抵抗を与える。

患者への指示："強く押さえておきますから、腕をできるところまで横に上げてください。"

肩は測定しうる可動域の端から端、つまり、中間位から完全外転位まで動かすようにしなければならない。

臨床でのヒント：最大の抵抗とは患者にとっての最大であって、抵抗を与える側にとっての最大ではない。てこの原理を利用して、可動域全体にわたって抵抗をコントロールする。

内転筋

0点 "筋の収縮なし"および1点"わずかな収縮"

患者の姿勢：患者を台の上で仰臥位にさせ、テストする腕は体から少し離しておく。

測定者の姿勢：測定者は患者のそばに立ち、両手で大胸筋を触知して、収縮の徴候の有無をみる。

患者への指示："肩の筋に力を入れてみてください。それから腕を体に近づけるように動かしてみてください。"

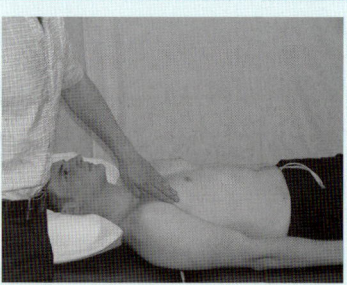

図4.20　肩内転筋のオックスフォード分類の0点および1点。

臨床でのヒント：真の内転運動をするには体幹が邪魔になるのは明らかである。このため、この検査手順には調整が必要であることに留意する。

大胸筋は、鎖骨部および胸肋部の両付着部から胸部上部に触知することができる。

2点 "重力の影響を受けずに全域可動"

患者の姿勢：患者を台の上で仰臥位にさせ、腕はやや屈曲させて完全外転位にしておく。

測定者の姿勢：測定者は患者のそばに立ち、片方の手で上腕、もう片方の手で肘のすぐ下を下から支える。

患者への指示："腕を体の前を通って反対側にできるところまで動かしてみてください。"

肩は可動域の端から端、つまり、完全外転位から完全内転位まで動かすようにしなければならない。

臨床でのヒント：繰り返しになるが、真の内転運動をするには体幹が邪魔になる。このため、体の前を通って腕を内転させられるよう、肩を20-30°屈曲させておく。

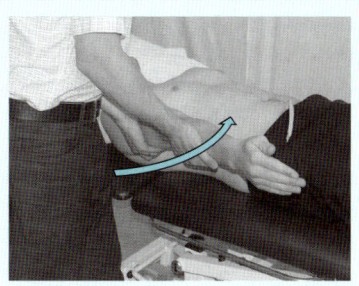

図4.21 肩内転筋のオックスフォード分類の2点。完全外転位から完全内転位まで肩を動かしているところ（腹部の前を通って腕を動かしているところ）。

3点 "重力に抗して全域可動"

患者の姿勢：患者は立位とし、腕は体側に沿わせて力を抜いておく（中間位）。重力の力を借りることになるため、完全肩外転位からは開始しない。

測定者の姿勢：測定者は患者の前面または側面に立ち、動きを観察する。

患者への指示："腕を体の前を通って反対側にできるところまで上げてください。"

肩は測定しうる可動域の端から端、つまり、中間位から完全内転位まで動かすようにしなければならない。

臨床でのヒント：繰り返しになるが、真の内転運動をするには体幹が邪魔になる。このため、体の前を通って腕を内転させられるよう、肩を20-30°屈曲させておく。

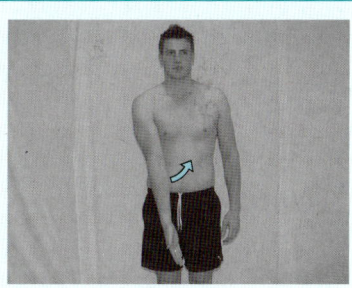

図4.22 肩内転筋のオックスフォード分類の3点。中間位から（体の前を通って）完全内転位まで肩を動かし終わったところ。

4点 "最小の抵抗に抗して全域可動"

患者の姿勢：患者は立位とし、腕は体側に沿わせて力を抜いておく（中間位）。重力の力を借りることになるため、完全外転位からは開始しない。

測定者の姿勢：測定者は患者の横に立ち、患者の腕の遠位部にごく弱い抵抗を与える。

患者への指示："ごく弱く押さえておきますから、腕を体の前を通って反対側にできるところまで動かしてください。"

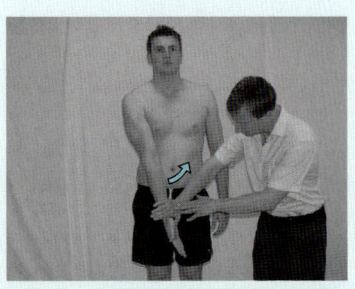

図4.23　肩内転筋のオックスフォード分類の4点および5点。中間位から（体の前を通って）完全内転位まで肩を動かし終わったところ。

肩は測定しうる可動域の端から端、つまり、中間位から完全内転位まで動かすようにしなければならない。真の内転運動をするには体幹が邪魔になる。このため、体の前を通って腕を内転させられるよう、肩を20-30°屈曲させておく。

臨床でのヒント：てこの原理を利用して、腕に対する抵抗が確実に一定になるようにする。患者には、抵抗の大きさがわかるよう、ゆっくりと動かし始めるように言う。このほか、姿勢もきわめて重要であり、可動域いっぱいのところに動かすまで均一に圧をかけられるようにするためにも、患者は座位をとる必要がある。

5点 "最大の抵抗に抗して全域可動"

患者の姿勢：患者は立位とし、腕は体側に沿わせて力を抜いておく（中間位）。重力の力を借りることになるため、完全屈曲位からは開始しない（図4.23を参照）。

測定者の姿勢：測定者は患者の横に立ち、患者の腕の遠位部に最大の抵抗を与える。

患者への指示："強く押さえておきますから、腕を体の前を通って反対側にできるところまで動かしてください。"

肩は測定しうる可動域の端から端、つまり、中間位から完全内転位まで動かすようにしなければならない。真の内転運動をするには体幹が邪魔になる。このため、体の前を通って腕を内転させられるよう、肩を20-30°屈曲させておく。

臨床でのヒント：最大の抵抗とは患者にとっての最大であって、抵抗を与える側にとっての最大ではない。てこの原理を利用して、可動域全体にわたって抵抗をコントロールする。

内旋筋

0点 "筋の収縮なし"および1点 "わずかな収縮"

患者の姿勢：患者を台の上で仰臥位にさせ、テストする側の腕の掌は腹部に軽く乗せておく。

測定者の姿勢：測定者は患者のそばに立ち、手で大胸筋を触知して、収縮の有無をみる。

患者への指示："掌で腹部を押さえようとしてみてください。"

臨床でのヒント：腱を念入りに観察して触知することが、ごくわずかな収縮の動きも逃さないようにする上できわめて重要である。

大胸筋は、鎖骨部および胸肋部の両付着部から胸部上部に触知することができる。

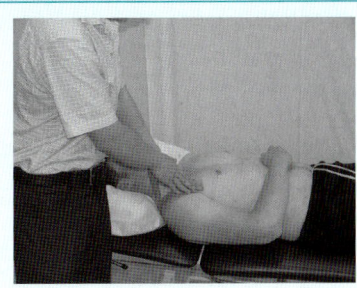

図4.24　肩内旋筋のオックスフォード分類の0点および1点。

2点 "重力の影響を受けずに全域可動"

患者の姿勢：患者は座位または台の上で脚を伸ばして座り、肩の力を抜いて肘を90°に屈曲させて、回外回内の中間位にしておく。

測定者の姿勢：測定者は患者のそばに立ち、片方の手を肘頭に当てて下から腕の重さを支え、もう片方の手で手首の近位側を下から支える。

患者への指示："上腕を体側に沿わせたままで、手をできるだけ体に近づけるように動かしてみてください。"

肩は可動域の端から端、つまり、完全外旋位から完全内旋位まで動かすようにしなければならない。

臨床でのヒント：真の内旋運動をするには体幹が邪魔になるため、この検査手順には調整が必要になる。腕は重いので、測定者が安全な姿勢をとることもこの測定手技で重要なことのひとつである。

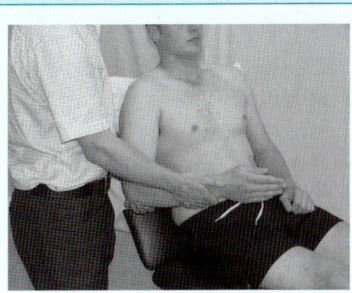

図4.25　肩内旋筋のオックスフォード分類の2点。完全外旋位から完全内旋位まで肩を動かしているところ（前腕および手を腹部に向かって動かしているところ）。

3点 "重力に抗して全域可動"

患者の姿勢：患者は台の上で仰臥位か、または45°右を向いて横になり、肩は外旋させ、前腕の力を抜いたまま肘を90°屈曲させる。

測定者の姿勢：測定者は患者のそばに立ち、動きを観察する。

患者への指示："掌が腹部に届くまで腕をできるだけ内側に動かしてください。"

肩は可動域の端から端、つまり、完全外旋位から完全内旋位まで動かすようにしなければならない。

臨床でのヒント：完全内旋位まで動かそうとしても、体幹に妨げられることがある。

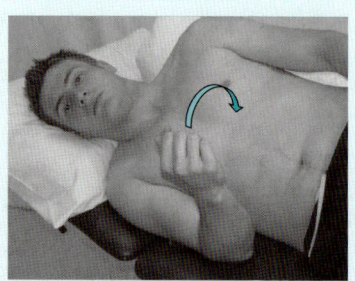

図4.26　肩内旋筋のオックスフォード分類の3点。完全外旋位から完全内旋位まで肩を動かしているところ（前腕および手を腹部に向かって動かしているところ）。

4点 "最小の抵抗に抗して全域可動"

患者の姿勢：患者は台の上で仰臥位か、または45°右を向いて横になり、肩は外旋させ、前腕の力を抜いたまま肘を90°屈曲させる。

測定者の姿勢：測定者は患者のそばに立ち、手首内側の遠位部にごく弱い抵抗を与えると同時に、肘のところで腕を支えておく。

患者への指示："ごく弱く押さえておきますから、掌が腹部に届くように腕を動かしてみてください。"

肩は可動域の端から端、つまり、完全外旋位から完全内旋位まで動かすようにしなければならない。

臨床でのヒント：肘は90°屈曲させておく。これにより、測定者がてこの原理を利用することができ、患者に対しても抵抗を与えやすくなる。

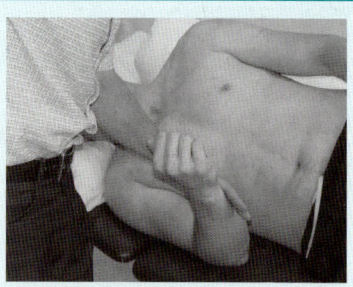

図4.27　肩内旋筋のオックスフォード分類の4点および5点。完全外旋位から完全内旋位まで肩を動かしているところ（前腕および手を腹部に向かって動かしているところ）。

5点 "最大の抵抗に抗して全域可動"

患者の姿勢：患者は台の上で仰臥位か、または45°右を向いて横になり、肩は外旋させ、前腕の力を抜いたまま肘を90°屈曲させる（図4.27を参照）。

測定者の姿勢：測定者は患者のそばに立ち、手首内側の遠位部に最大の抵抗を与えると同時に、肘のところで腕を支えておく。

患者への指示："強く押さえておきますから、掌が腹部に届くように腕を動かしてみてください。"

肩は可動域の端から端、つまり、完全外旋位から完全内旋位まで動かすようにしなければならない。

臨床でのヒント：肘は90°屈曲させておく。これにより、測定者がてこの原理を利用することができ、患者に対しても抵抗を与えやすくなる。

なお、最大の抵抗とは患者にとっての最大であって、抵抗を与える側にとっての最大ではない。

4点 "最小の抵抗に抗して全域可動"——もうひとつの方法

患者の姿勢：患者は立位または座位にさせ、肩は外旋させて、前腕の力を抜いたまま肘を90°屈曲させる。

測定者の姿勢：測定者は患者のそばに立ち、手首の外側にごく弱い抵抗を与えると同時に、肘のところで腕を支えておく。

患者への指示："ごく弱く押さえておきますから、掌を腹部に向けてできるところまで腕を動かしてみてください。"

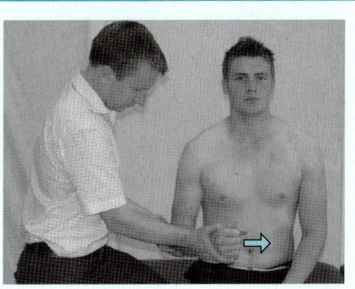

図4.28 肩内旋筋のオックスフォード分類の4点および5点。完全外旋位から完全内旋位まで肩を動かしているところ（前腕および手を腹部に向かって動かしているところ）。

肩は可動域の端から端、つまり、完全外旋位から完全内旋位まで動かすようにしなければならない。

臨床でのヒント：この姿勢の方が抵抗を与えやすいという点で、測定者にとってかなり有利である。このため、この手技を実施する際には必要な抵抗の大きさをよく考える必要がある。

5点 "最大の抵抗に抗して全域可動"——もうひとつの方法

患者の姿勢：患者は立位または座位にさせ、肩は外旋させて、前腕の力を抜いたまま肘を90°屈曲させる（図4.28を参照）。

測定者の姿勢：測定者は患者のそばに立ち、手首外側の遠位部に最大の抵抗を与えると同時に、肘のところで腕を支えておく。

患者への指示："強く押さえておきますから、掌が腹部に届くように腕を動かしてみてください。"

肩は可動域の端から端、つまり、完全外旋位から完全内旋位まで動かすようにしなければならない。

臨床でのヒント：肘は90°屈曲させておく。これにより、測定者がてこの原理を利用することができ、患者に対しても抵抗を与えやすくなる。

なお、最大の抵抗とは患者にとっての最大であって、抵抗を与える側にとっての最大ではない。

外旋筋

0点 "筋の収縮なし"および1点"わずかな収縮"

患者の姿勢：患者は台の上で仰臥位にさせ、テストする側の腕の掌は腹部に軽く乗せておく。座位の場合には、枕で腕を支えておく。肩は内旋させ、前腕の力を抜いたまま肘を90°屈曲させる。

測定者の姿勢：測定者は患者のそばに立ち、手で肩甲骨の外側縁を触知して、小円筋を探る。

患者への指示："腕を動かそうとしてみるか、または手が腹部から離れるように腕を動かそうとしてみてください。"

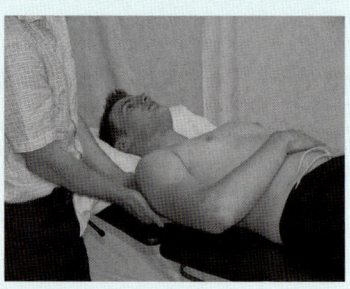

図4.29　肩外旋筋のオックスフォード分類の0点および1点。

臨床でのヒント：筋を念入りに観察して触知することが、ごくわずかな収縮の動きも逃さないようにする上できわめて重要である。

小円筋は、肩甲骨の外側縁を半分ほど上に上がったところに触知することができる。

2点 "重力の影響を受けずに全域可動"

患者の姿勢：患者は座位または台の上で脚を伸ばして座り、肩を内旋させて肘を90°に屈曲させて、回外／回内の中間位にしておく。

測定者の姿勢：測定者は患者のそばに立ち、片方の手を肘頭に当てて下から腕の重さを支え、もう片方の手で手首の近位側を下から支える。

患者への指示："上腕を体側に沿わせたままで、手を体からできるだけ遠ざけるように動かしてみてください。"

肩は可動域の端から端、つまり、完全内旋位から完全外旋位まで動かすようにしなければならない。

臨床でのヒント：測定者は腕を支えることが重要であって、患者が自ら動かすという原則が成り立たなくなるため、その動きを助けるものであってはならない。

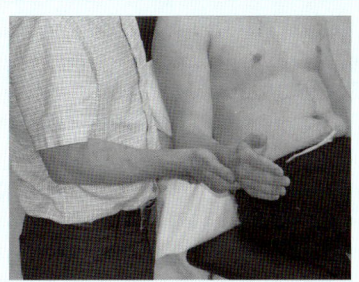

図4.30　肩外旋筋のオックスフォード分類の2点。完全内旋位から完全外旋位まで肩を動かしているところ（前腕および手が腹部から離れるように動かしているところ）。

3点 "重力に抗して全域可動"

患者の姿勢：患者は台の上で側臥位にさせ、肩は内旋させて、前腕の力を抜いたまま肘を90°屈曲させて、掌は腹部に当てておく。

測定者の姿勢：測定者は患者のそばに立ち、適切な姿勢で動きを観察する。

患者への指示："上腕は体側に沿わせたまま、掌を腹部からできるだけ遠くまで離してください。"

肩は可動域の端から端、つまり、完全内旋位から完全外旋位まで動かすようにしなければならない。

臨床でのヒント：この姿勢の場合、測定者が支えるか、台に枕を置くなどして患者を支えることが必要となることがある。

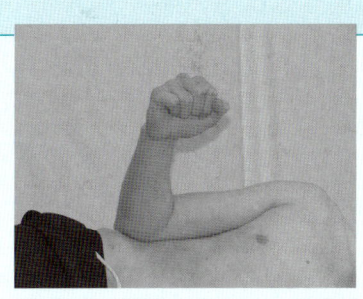

図4.32　肩外旋筋のオックスフォード分類の3点。完全内旋位から完全外旋位まで肩を動かしているところ（前腕および手を天井に向かって動かしているところ）。

4点 "最小の抵抗に抗して全域可動"

患者の姿勢：患者は立位または座位にさせ、肩は内旋させ、前腕の力を抜いたまま肘を90°屈曲させる。

測定者の姿勢：測定者は患者のそばに立ち、手首外側の遠位部にごく弱い抵抗を与えると同時に、肘のところで腕を支えておく。

患者への指示："ごく弱く押さえておきますから、掌が腹部からできるだけ遠くまで離れるように腕を動かしてみてください。"

肩は可動域の端から端、つまり、完全内旋位から完全外旋位まで動かすようにしなければならない。

臨床でのヒント：この姿勢の方が抵抗を与えやすいという点で、測定者にとってかなり有利である。このため、この手技を実施する際には必要な抵抗の大きさをよく考える必要がある。

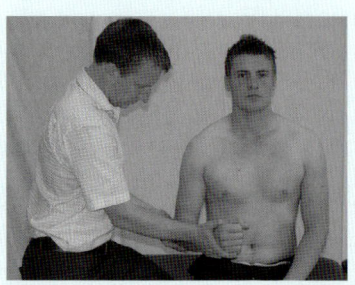

図4.32 肩外旋筋のオックスフォード分類の4点および5点。完全内旋位から完全外旋位まで肩を動かしているところ(前腕および手を腹部から離れるように動かしているところ)。

5点 "最大の抵抗に抗して全域可動"

患者の姿勢：患者は立位または座位にさせ、肩は内旋させ、前腕の力を抜いたまま肘を90°屈曲させる(図4.32を参照)。

測定者の姿勢：測定者は患者のそばに立ち、手首外側の遠位部にごく弱い抵抗を与えると同時に、肘のところで腕を支えておく。

患者への指示："強く押さえておきますから、掌が腹部からできるだけ遠くまで離れるように腕を動かしてみてください。"

肩は可動域の端から端、つまり、完全内旋位から完全外旋位まで動かすようにしなければならない。

臨床でのヒント：肘は90°屈曲させておく。これにより、測定者がてこの原理を利用することができ、患者に対しても抵抗を与えやすくなる。

なお、最大の抵抗とは患者にとっての最大であって、抵抗を与える側にとっての最大ではない。

メモ

処置の記録

肩関節

メ モ

処置の記録

肘関節

第5章

- 解　剖　125
  - 肘関節　125
  - 上橈尺関節　125
  - 下橈尺関節　126
- 触知される骨標識点　126
- 靱帯　126
- 筋　127
  - 屈筋　127
  - 伸筋　128
  - 回外筋　129
  - 回内筋　130
- 測定　131
  - 可動域　131
    - 屈曲　131
- 伸展　132
- 回外　133
- 回内　134
- 観察／振り返り用チェックリスト　136
- 関節囲　137
  - 肘　137
- 筋力：オックスフォード分類　139
  - 伸筋　139
  - 屈筋　141
  - 回外筋　144
  - 回内筋　146

解　剖

肘関節

1. 肘関節は滑膜性の蝶番関節である
2. 上腕骨の滑車面が尺骨の滑車切痕とつながっており、上腕骨小頭は橈骨頭とつながっている
3. 線維膜が、上橈尺関節を含めた肘関節を完全に覆っている
4. 肘関節には、強力な側副靱帯、すなわち内側側副靱帯、外側側副靱帯がある
5. 肘関節の動きは屈曲および伸展である

上橈尺関節

1. 滑膜性の車軸関節である

2. 橈骨頭が、尺骨の橈骨切痕および輪状靱帯によって形成される線維と骨のリング内を回転する関節である
3. この関節の動きは回内および回外である

下橈尺関節

1. 滑膜性の車軸関節である
2. 橈骨下端で尺骨頭と尺骨切痕とが形成する関節である
3. この関節は、橈骨および尺骨をまたぐ関節円板によって下が閉じられている
4. この関節の動きは回内および回外である

触知される骨標識点

上腕骨では、内側上顆、内側顆上稜、外側上顆および外側顆上稜。

橈骨では、橈骨頭。

尺骨では、肘頭。

靱　帯

表5.1

靱　帯				
関　節	靱　帯	起始部	停止部	動きの制限
肘関節	内側側副靱帯	上腕骨の内側上顆	尺骨鉤状突起の内側縁	肘の外反ストレス
肘関節	外側側副靱帯	上腕骨の外側上顆	橈骨の伸筋群起始部および輪状靱帯	肘の内反ストレス
上橈尺関節	輪状靱帯	尺骨の橈骨切痕の前面	尺骨の橈骨切痕の後面、橈骨頭を包む	橈骨頭靱帯の抑制
上橈尺関節	方形靱帯	尺骨の橈骨切痕	橈骨頚部の内側表面	回外および回内における橈骨と尺骨との張力の維持

筋

屈 筋

表5.2

肘の屈筋

筋	起始部	停止部	神経支配	動き
上腕二頭筋	長頭＝肩甲骨の関節上結節 短頭＝肩甲骨烏口突起	上腕二頭筋腱膜および橈骨粗面	筋皮神経 C5、6	長頭＝肩関節の屈曲 長頭と短頭＝肘の屈曲および回外
上腕筋	上腕骨幹前面の遠位3分の2	尺骨の鉤状突起および尺骨粗面の下部にある上腕筋の陥凹部	筋皮神経 C5、6	肘の屈曲
腕橈骨筋	上腕骨の外側上顆稜の上3分の2および外側筋間中隔	茎状突起より上の橈骨外側面	橈骨神経 C5、6	肘の屈曲のほか、回外位または回内位からその中間位へ肘を引き戻す
円回内筋	上腕骨の内側上顆稜、筋間中隔および内側上顆と、尺骨の回内筋隆線	橈骨外側表面の粗面	正中神経 C6、7	前腕の回内および肘の屈曲

伸 筋

表5.3

肘の伸筋

筋	起始部	停止部	神経支配	動 き
上腕三頭筋	外側頭＝ 上腕骨後面にある ラセン状溝の上方 長頭＝ 肩甲骨の関節下結節 内側頭＝ 上腕骨後面の 内側部にある ラセン状溝の下方	尺骨肘頭の 後部	橈骨神経 C6、7、8	屈曲位からの 肩の伸展、 肩関節の 内転および 肘の伸展
肘筋	上腕骨外側上顆の 後面	尺骨肘頭の 外側面	橈骨神経 C7、8	肘の伸展

回外筋

表5.4

前腕の回外筋

筋	起始部	停止部	神経支配	動 き
回外筋	上腕骨外側上顆の下面、外側側副靱帯	橈骨の後面、前面および外側面	橈骨神経の後骨間枝 C5、6	前腕の回外
上腕二頭筋	長頭＝肩甲骨の関節上結節 短頭＝肩甲骨烏口突起	上腕二頭筋腱膜および橈骨粗面	筋皮神経 C5、6	長頭＝肩関節の屈曲 長頭と短頭＝肘の屈曲および回外
腕橈骨筋	上腕骨の外側上顆稜の上3分の2および外側筋間中隔	茎状突起より上の橈骨外側面	橈骨神経 C5、6	肘の屈曲のほか、回外位または回内位からその中間位へ肘を引き戻す

回内筋

表 5.5

前腕の回内筋

筋	起始部	停止部	神経支配	動き
円回内筋	上腕骨の内側上顆稜、筋間中隔および内側上顆と、尺骨の回内筋隆線	橈骨外側表面の粗面	正中神経 C6、7	前腕の回内および肘の屈曲
方形回内筋	尺骨前面の下4分の1	橈骨前面の下4分の1	正中神経の前骨間枝 C8、T1	前腕の回内
腕橈骨筋	上腕骨の外側上顆稜の上3分の2および外側筋間中隔	茎状突起より上の橈骨外側面	橈骨神経 C5、6	肘の屈曲のほか、回外位または回内位からその中間位へ肘を引き戻す

測　定

可動域
屈　曲

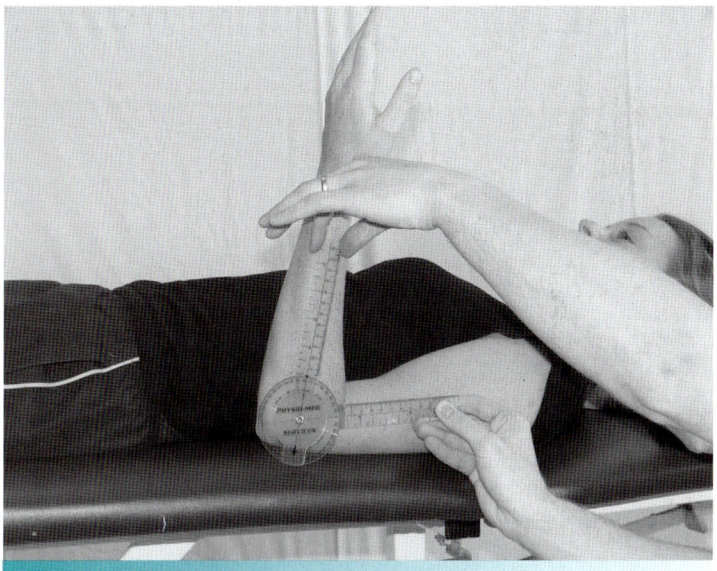

図5.1　肘屈曲の角度測定

開始位置：患者は台の上で仰臥位にさせる。腕は解剖学的肢位で肘を伸展0°にする。
部位の固定：測定者は上腕が動かないよう押さえておく。
角度計の軸：角度計の軸は、上腕骨外側上顆のところに当てる。
固定バー：上腕骨長軸に平行にし、肩峰突起の先端を指すようにする。
可動バー：橈骨長軸に平行にし、橈骨茎状突起を指すようにする。
終了位置：手を肩に近づけるように、前腕を前方向に屈曲させたところ。

> 注意：患者が肘を屈曲させると、角度計の固定バーと可動バーが動いてしまうため、それぞれ位置を合わせ直してから目盛りを読むことが必要になることがある。

伸　展

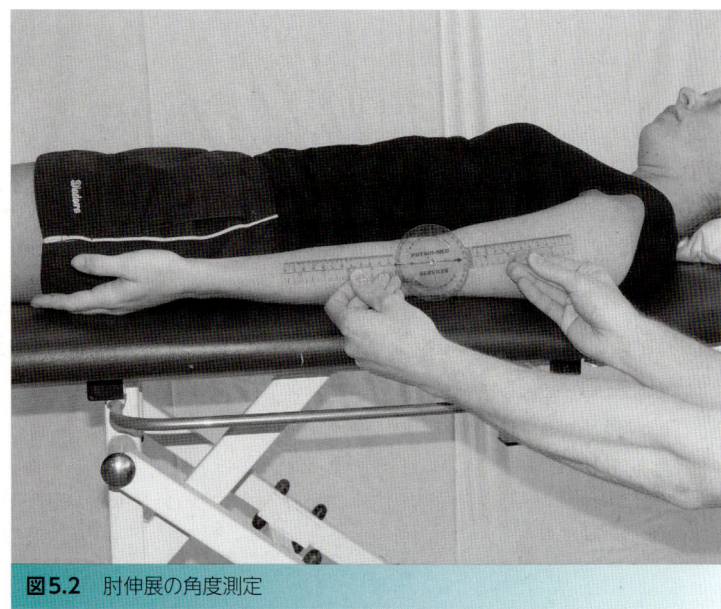

図5.2　肘伸展の角度測定

開始位置：患者は台の上で仰臥位にさせる。腕は解剖学的肢位で肘を伸展0°にする。

部位の固定：測定者は上腕が動かないよう押さえておく。

角度計の軸：角度計の軸は、上腕骨外側上顆のところに当てる。

固定バー：上腕骨長軸に平行にし、肩峰突起の先端を指すようにする。

可動バー：橈骨長軸に平行にし、橈骨茎状突起を指すようにする。

終了位置：測定者は患者に肘をまっすぐに伸ばすように言う。

回 外

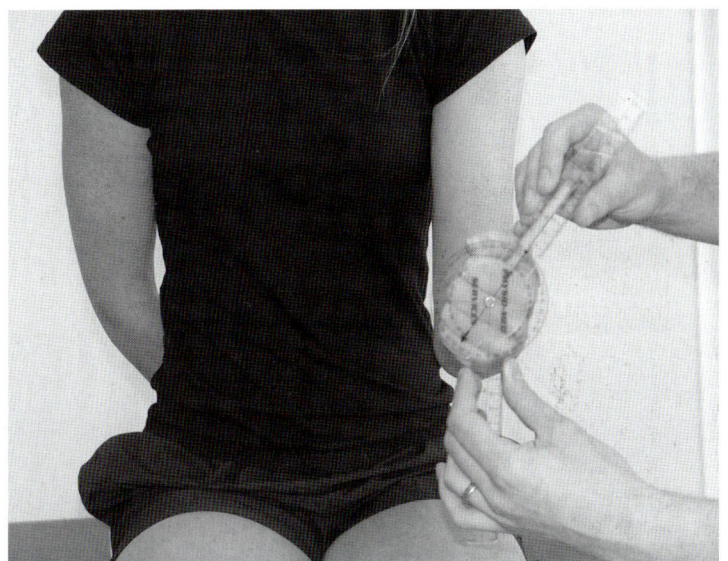

図5.3 肘回外の角度測定

開始位置：患者は座位にさせ、肩は内転、肘は90°屈曲、前腕は回内回外中間位、手関節は力を入れない位置にしておく。こぶしを握る形で手に鉛筆を握らせ、鉛筆の端は橈側（親指側）に出しておく。

部位の固定：測定者は上腕が動かないよう押さえておく。

角度計の軸：角度計の軸は、第3中手骨軸の中央部に当てる。

固定バー：床に対して垂直にする。

可動バー：鉛筆と平行にする。

終了位置：患者には、掌が上に向くよう前腕を開始位置から外側に回転（回外）させるように言う。

トリック動作：握り方の異常／手首のグリップ、肩の動き。

臨床でのヒント

この動きをさせている時は、腕を内転させたままにしておかなければならない。

回　内

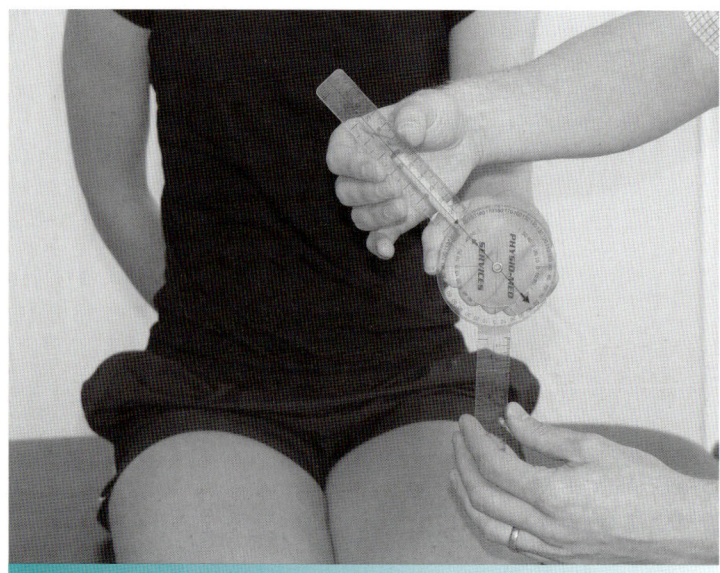

図5.4　肘回内の角度測定

開始位置：患者は座位にさせ、肩は内転、肘は90°屈曲、前腕は回内回外中間位、手関節は力を入れない位置にしておく。こぶしを握る形で手に鉛筆を握らせ、鉛筆の端は橈側（親指側）に出しておく。

部位の固定：測定者は上腕が動かないよう押さえておく。

角度計の軸：角度計の軸は、第3中手骨軸の中央部に当てる。

固定バー：床に対して垂直にする。

可動バー：鉛筆と平行にする。

終了位置：患者には、掌が下に向くよう前腕を開始位置から内側に回転（回内）させるように言う。

トリック動作：握り方の異常／手首のグリップ、肩の動き。

臨床でのヒント
この動きをさせている時は、腕を内転させたままにしておかなければならない。

メ モ

処置の記録

観察／振り返りチェックリスト

観察事項		はい/いいえ	摘要
自己紹介と スキルの準備	治療場所は枕、毛布、安全な環境など、患者を迎え入れる準備がきちんとできているか		
	療法士は自己紹介したか		
	患者はリラックスしていたか		
	露出や毛布などの掛け方は正しかったか		
	手順の説明はしたか		
	説明は簡潔で分かりやすかったか		
	同意は得たか		
スキルの実施	台の高さは正しかったか		
	療法士は歩み寄っていたか		
	療法士は関節や他の重要な骨標識点を同定できたか		
	角度計は正しい位置に合わせられたか		
	関節の可動域の目盛りは正しく読めたか		
	療法士は身体の左右を比較したか		
当該手技の 安全かつ 効果的な実施	しかるべく注意を払いながら手順を進めたか		
当該スキルの 全体的な 出来栄えを評価	優秀		
	優		
	良		
	可		
	何とも言えない		
	不合格		

関節囲
肘

　肘関節は、上腕骨外側上顆の1cm下と、上腕骨内側上顆の2cm下に線を引くことによって、その位置を同定することができる。また、橈骨頭と上腕骨小頭との間の後方に触知することができる。

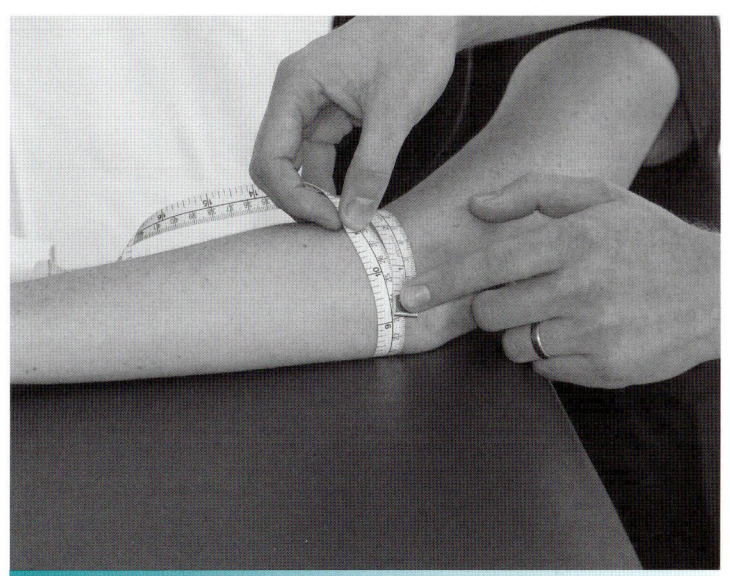

図5.5 肘関節の周囲測定

患者の姿勢：患者は座位にさせ、テーブルまたは台の上に腕を乗せる。肘関節の関節線に沿って巻尺を当て、測定して記録する。
対側の肘関節も同じ手順で測定する。
それぞれ3回ずつ測定して平均を求める。

注意点：
　巻尺の状態。ピンと張っているか。
　筋は弛緩していなければならない。
　巻尺はまっすぐに（ねじらない）。
　一貫性ある測定をする。巻尺の上下、センチかインチか。

肘関節

メ モ

処置の記録

筋力：オックスフォード分類

伸　筋

0点　"筋の収縮なし"および1点　"わずかな収縮"

患者の姿勢：患者は座位にさせ、テーブルまたは台の上に腕を乗せ、肩は90°外転させておく。

測定者の姿勢：測定者は患者のそばに立ち、上腕三頭筋を触知する。

患者への指示："ここの筋に力を入れてみてください。／肘を伸ばそうとしてみてください。"

臨床でのヒント：筋を念入りに観察して触知することが、ごくわずかな収縮の動きも逃さないようにする上できわめて重要である。

三頭筋は腕の後面に触知することができる。

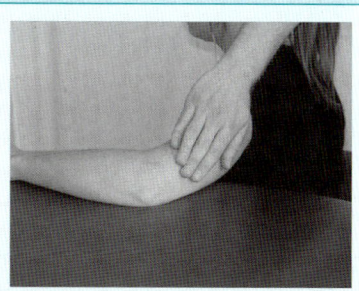

図5.6　肘伸筋のオックスフォード分類の0点および1点。

2点　"重力の影響を受けずに全域可動"

患者の姿勢：患者は座位にさせ、テーブルまたは台の上に腕を乗せ、肩は90°外転させて、肘は完全屈曲させておく。

測定者の姿勢：測定者は患者のそばに立ち、腕の遠位部および近位部の両方で、腕の重みを支える。

患者への指示："肘をできるところまで伸ばそうとしてみてください。"

肘は可動域の端から端、つまり、完全屈曲位から完全伸展位まで動かすようにしなければならない。

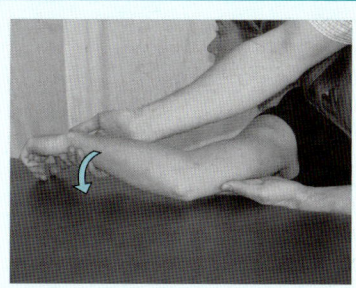

図5.7　肘伸筋のオックスフォード分類の2点。完全屈曲位から完全伸展位まで肘を動かしているところ（肘を伸ばしているところ）。

3点 "重力に抗して全域可動"

患者の姿勢：患者は座位にさせ、肩は伸展させ、肘はできるだけ屈曲させておく。

測定者の姿勢：測定者は患者のそばに立ち、上腕を固定して動きを観察する。

患者への指示："肘をできるところまで伸ばしてみてください。"

肘は可動域の端から端、つまり、完全屈曲位から完全伸展位まで動かすようにしなければならない。

臨床でのヒント：動作の初期は重力の力を借りて動かすことになる。

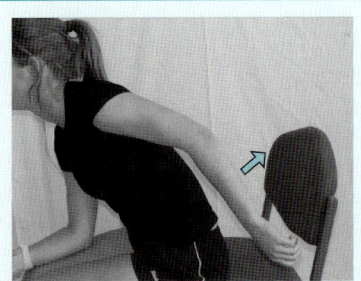

図5.8　肘伸筋のオックスフォード分類の3点。完全屈曲位から完全伸展位まで肘を動かしているところ（肘を伸ばしているところ）。

4点 "最小の抵抗に抗して全域可動"

患者の姿勢：患者は座位にさせ、テーブルまたは台の上に腕を乗せ、肩は90°屈曲させて、肘は完全屈曲させ、前腕は回外させておく。

測定者の姿勢：測定者は患者のそばに立ち、肘の伸展に合わせて患者の前腕遠位部にごく弱い抵抗を与える。

患者への指示："ごく弱く押さえておきますから、肘をできるところまで伸ばしてみてください。

肘は可動域の端から端、つまり、完全屈曲位から完全伸展位まで動かすようにしなければならない。

臨床でのヒント：てこの原理を利用して、腕に対する抵抗が確実に一定になるようにする。患者には、抵抗の大きさがわかるよう、ゆっくりと動かし始めるように言う。

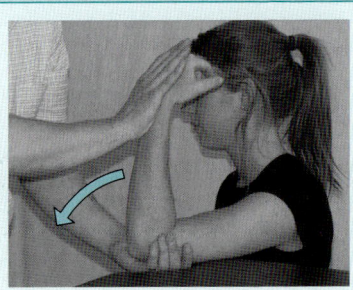

図5.9　肘伸筋のオックスフォード分類の4点および5点。完全屈曲位から完全伸展位まで肘を動かしているところ（肘を伸ばしているところ）。

5点 "最大の抵抗に抗して全域可動"

患者の姿勢：患者は座位にさせ、テーブルまたは台の上に腕を乗せ、肩は90°屈曲させて、肘は完全屈曲させ、前腕は回外させておく（図5.9を参照）。

測定者の姿勢：測定者は患者のそばに立ち、肘の伸展に合わせて患者の前腕遠位部に最大の抵抗を与える。

患者への指示："強く押さえておきますから、肘をできるところまで伸ばしてみてください。

肘は可動域の端から端、つまり、完全屈曲位から完全伸展位まで動かすようにしなければならない。

臨床でのヒント：てこの原理を利用して、腕に対する抵抗が確実に一定になるようにする。患者には、抵抗の大きさがわかるよう、ゆっくりと動かし始めるように言う。

屈 筋

0点 "筋の収縮なし" および 1点 "わずかな収縮"

患者の姿勢：患者は座位にさせ、テーブルまたは台の上に腕を乗せ、肩は90°屈曲させ、肘は完全伸展させておく。

測定者の姿勢：測定者は患者のそばに立ち、上腕二頭筋を触知する。

患者への指示："ここの筋に力を入れてみてください。／手を肩の方に動かそうとしてみてください。"

臨床でのヒント：筋を念入りに観察して触知することが、ごくわずかな収縮の動きも逃さないようにする上できわめて重要である。

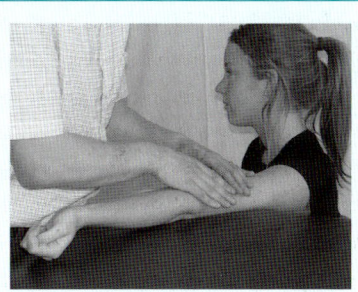

図5.10 肘屈筋のオックスフォード分類の0点および1点。

2点 "重力の影響を受けずに全域可動"

患者の姿勢： 患者は座位にさせ、テーブルまたは台の上に腕を乗せ、肩は90°外転させ、肘は完全伸展させておく。

測定者の姿勢： 測定者は患者のそばに立ち、腕の遠位部および近位部で重みを支える。

患者への指示： "手をできるだけ肩に近づけようとしてください。"

肘は可動域の端から端、つまり、完全伸展位から完全屈曲位まで動かすようにしなければならない。

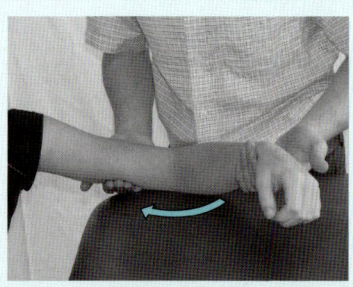

図5.11 肘屈筋のオックスフォード分類の2点。完全伸展位から完全屈曲位まで肘を動かしているところ（手を肩に向かって動かしているところ）。

3点 "重力に抗して全域可動"

患者の姿勢： 患者は座位にさせ、テーブルまたは台の上に腕を乗せ、肩は90°外転させ、肘は完全伸展させて、前腕は回外させておく。

測定者の姿勢： 測定者は患者のそばに立ち、動きを観察する。

患者への指示： "手が肩に近づくように肘を曲げてください。"

肘は可動域の端から端、つまり、完全伸展位から完全屈曲位まで動かすようにしなければならない。

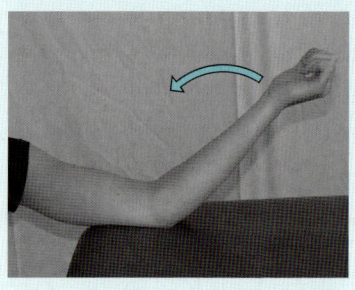

図5.12 肘屈筋のオックスフォード分類の3点。完全伸展位から完全屈曲位まで肘を動かしているところ（手を肩に向かって動かしているところ）。

4点 "最小の抵抗に抗して全域可動"

患者の姿勢：患者は座位にさせ、テーブルまたは台の上に腕を乗せ、肩は90°外転させ、肘は完全伸展させて、前腕は回外させておく。

測定者の姿勢：測定者は患者のそばに立ち、上腕を固定して、前腕遠位部にごく弱い抵抗を与える。

患者への指示："ごく弱く押さえておきますから、手が肩に近づくように肘を曲げてください。"

肘は可動域の端から端、つまり、完全伸展位から完全屈曲位まで動かすようにしなければならない。

臨床でのヒント：てこの原理を利用して、腕に対する抵抗が確実に一定になるようにする。患者には、抵抗の大きさがわかるよう、ゆっくりと動かし始めるように言う。

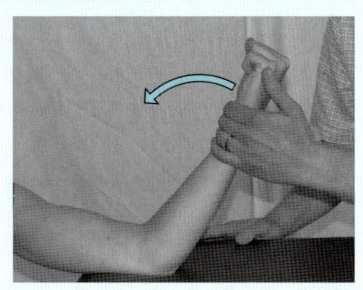

図5.13 肘屈筋のオックスフォード分類の4点および5点。完全伸展位から完全屈曲位まで肘を動かしているところ（手を肩に向かって動かしているところ）。

5点 "最大の抵抗に抗して全域可動"

患者の姿勢：患者は座位にさせ、テーブルまたは台の上に腕を乗せ、肩は90°外転させ、肘は完全伸展させて、前腕は回外させておく。

測定者の姿勢：測定者は患者のそばに立ち、上腕を固定して、前腕遠位部に最大の抵抗を与える。

患者への指示："強く押さえておきますから、手が肩に近づくように肘を曲げてください。"

肘は可動域の端から端、つまり、完全伸展位から完全屈曲位まで動かすようにしなければならない。

臨床でのヒント：てこの原理を利用して、腕に対する抵抗が確実に一定になるようにする。患者には、抵抗の大きさがわかるよう、ゆっくりと動かし始めるように言う。

回外筋

0点 "筋の収縮なし" および 1点 "わずかな収縮"

患者の姿勢：患者を座位にさせ、テーブルまたは台の上に腕を乗せ、前腕を回内させておく。

測定者の姿勢：測定者は患者のそばに立ち、前腕の外側縁および上腕二頭筋を触知する。

患者への指示："ここの筋に力を入れてみてください。／手を裏返してください。"

臨床でのヒント：筋を念入りに観察して触知することが、ごくわずかな収縮の動きも逃さないようにする上できわめて重要である。

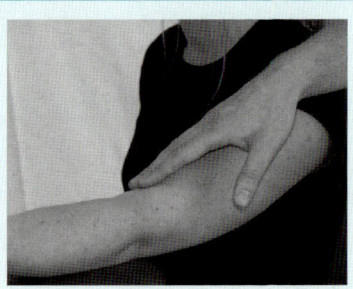

図5.14 回外筋のオックスフォード分類の0点および1点。

2点 "重力の影響を受けずに全域可動"

重力の影響を受けずにこのテストを実施するのは難しいため、3点のテストを実施するのと同じになってしまう。

患者の姿勢：患者を座位にさせ、テーブルまたは台の上に腕を乗せ、前腕を回内させておく。

測定者の姿勢：測定者は患者のそばにいて、動きを観察する。

患者への指示："手が裏返るよう、前腕をできるところまで動かしてみてください。"

肘は可動域の端から端、つまり、完全回内位から完全回外位まで動かすようにしなければならない。

臨床でのヒント：上腕が動いていないことを確認する。さもなければ、肩を外旋させてしまう可能性があるためである。

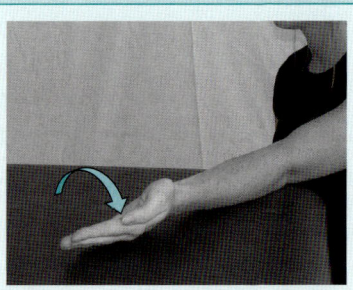

図5.15 回外筋のオックスフォード分類の2点。完全回内位から完全回外位まで肘を動かし終わったところ（掌を下向きから上向きに動かし終わったところ）。

3点 "重力に抗して全域可動"

患者の姿勢：患者は座位にさせ、テーブルまたは台の上に腕を乗せ、前腕を回内させておく。

測定者の姿勢：測定者は患者のそばにいて、動きを観察する。

患者への指示："手が裏返るよう、前腕をできるところまで動かしてみてください。"

肘は可動域の端から端、つまり、完全回内位から完全回外位まで動かすようにしなければならない。

臨床でのヒント：上腕が動いていないことを確認する。さもなければ、肩を外旋させてしまう可能性があるためである。

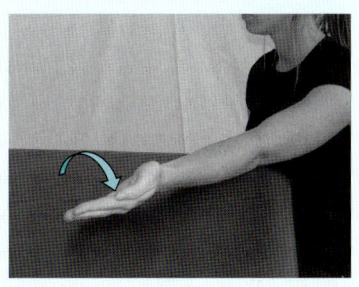

図5.16 回外筋のオックスフォード分類の3点。完全回内位から完全回外位まで肘を動かし終わったところ（掌を下向きから上向きに動かし終わったところ）。

4点 "最小の抵抗に抗して全域可動"

患者の姿勢：患者を座位にさせ、テーブルまたは台の上に腕を乗せ、前腕を回内させておく。

測定者の姿勢：測定者は患者のそばに座り、回外に反するごく弱い抵抗を手の背側に与える。

患者への指示："ごく弱く押さえておきますから、手が裏返るよう、前腕をできるところまで動かしてみてください。"

肘は可動域の端から端、つまり、完全回内位から完全回外位まで動かすようにしなければならない。

臨床でのヒント：てこの原理を利用して、腕に対する抵抗が確実に一定になるようにする。患者には、抵抗の大きさがわかるよう、ゆっくりと動かし始めるように言う。

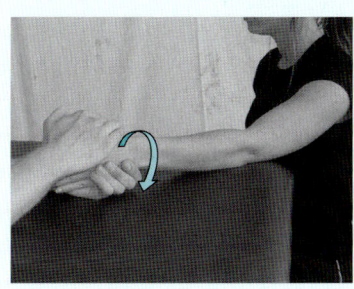

図5.17 回外筋のオックスフォード分類の4点および5点。完全回内位から完全回外位まで肘を動かしているところ（掌を下向きから上向きに動かしているところ）。

5点 "最大の抵抗に抗して全域可動"

患者の姿勢：患者を座位にさせ、テーブルまたは台の上に腕を乗せ、前腕を回内させておく（図5.17を参照）。

測定者の姿勢：測定者は患者のそばに座り、回外に反する最大の抵抗を手の背側に与える。

患者への指示："強く押さえておきますから、手が裏返るよう、前腕をできるところまで動かしてみてください。"

肘は可動域の端から端、つまり、完全回内位から完全回外位まで動かすようにしなければならない。

臨床でのヒント：てこの原理を利用して、腕に対する抵抗が確実に一定になるようにする。患者には、抵抗の大きさがわかるよう、ゆっくりと動かし始めるように言う。

回内筋

0点 "筋の収縮なし"および1点 "わずかな収縮"

患者の姿勢：患者を座位にさせ、テーブルまたは台の上に腕を乗せ、前腕を回内させておく。

測定者の姿勢：測定者は患者のそばに立ち、前腕の前／内側面の円回内筋を触知する。

患者への指示："ここの筋に力を入れてみてください。"

臨床でのヒント：筋を念入りに観察して触知することが、ごくわずかな収縮の動きも逃さないようにする上できわめて重要である。

円回内筋は、上腕骨内側上顆と橈骨中央部との間、肘窩の内側縁に触知することができる。

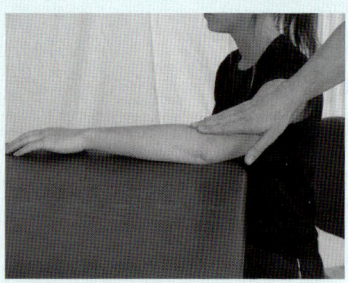

図5.18 肘回内筋のオックスフォード分類の0点および1点。

2点 "重力の影響を受けずに全域可動"

重力の影響を受けずにこのテストを実施するのは難しいため、3点のテストを実施するのと同じになってしまう。

患者の姿勢：患者は座位にさせ、テーブルまたは台の上に腕を乗せ、前腕を回外させておく。

測定者の姿勢：測定者は患者のそばに立ち、動きを観察する。

患者への指示："手が裏返るよう、前腕をできるところまで動かしてみてください。"

肘は可動域の端から端、つまり、完全回外位から完全回内位まで動かすようにしなければならない。

臨床でのヒント：上腕が動いていないことを確認する。さもなければ、肩を内旋させてしまう可能性があるためである。

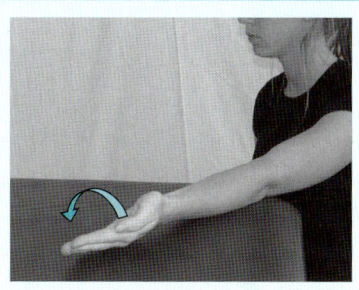

図5.19 回内筋のオックスフォード分類の2点／3点。完全回外位から完全回内位まで肘を動かしているところ（掌を上向きから下向きに動かしているところ）。

3点 "重力に抗して全域可動"

このテストは、重力に反する形で実施するのが難しい。

患者の姿勢：患者を座位にさせ、テーブルまたは台の上に腕を乗せ、前腕を回外させておく。

測定者の姿勢：測定者は患者のそばに立ち、動きを観察する。

患者への指示："手が裏返るよう、前腕をできるところまで動かしてみてください。"

肘は可動域の端から端、つまり、完全回外位から完全回内位まで動かすようにしなければならない。

臨床でのヒント：上腕が動いていないことを確認する。さもなければ、肩を内旋させてしまう可能性があるためである。

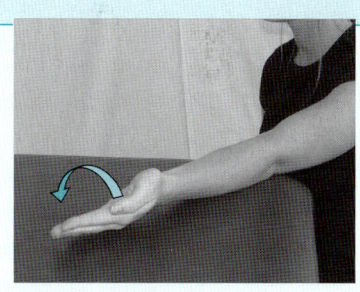

図5.20 回内筋のオックスフォード分類の3点。完全回外位から完全回内位まで肘を動かしているところ（掌を上向きから下向きに動かしているところ）。

4点 "最小の抵抗に抗して全域可動"

患者の姿勢：患者を座位にさせ、テーブルまたは台の上に腕を乗せ、前腕を回外させておく。

測定者の姿勢：測定者は患者のそばに立ち、回内に反するごく弱い抵抗を手の背側に与える。

患者への指示："ごく弱く押さえておきますから、手が裏返るよう、前腕をできるところまで動かしてみてください。"

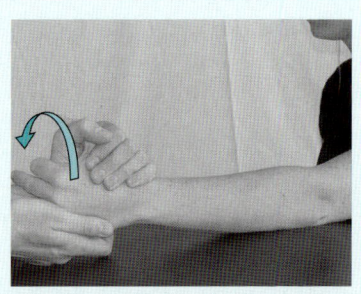

図5.21　回内筋のオックスフォード分類の4点および5点。完全回外位から完全回内位まで肘を動かしているところ（掌を上向きから下向きに動かしているところ）。

肘は可動域の端から端、つまり、完全回外位から完全回内位まで動かすようにしなければならない。

臨床でのヒント：てこの原理を利用して、腕に対する抵抗が確実に一定になるようにする。患者には、抵抗の大きさがわかるよう、ゆっくりと動かし始めるように言う。

5点 "最大の抵抗に抗して全域可動"

患者の姿勢：患者を座位にさせ、テーブルまたは台の上に腕を乗せ、前腕を回外させておく（図5.21を参照）。

測定者の姿勢：測定者は患者のそばに座り、回外に反する最大の抵抗を手の背側に与える。

患者への指示："強く押さえておきますから、手が裏返るよう、前腕をできるところまで動かしてみてください。"

肘は可動域の端から端、つまり、完全回外位から完全回内位まで動かすようにしなければならない。

臨床でのヒント：てこの原理を利用して、腕に対する抵抗が確実に一定になるようにする。患者には、抵抗の大きさがわかるよう、ゆっくりと動かし始めるように言う。

手関節／手根間関節

第 **6** 章

解　剖　149
 手（橈骨手根）関節　149
 触知される骨標識点　150
 靱帯　150
 筋　151
  屈筋　151
  伸筋　152
  外転筋／橈屈筋　153
  内転筋／尺屈筋　154

測　定　155
 可動域　155
  屈曲　155
  伸展　156
  内転／尺屈　157
  外転／橈屈　158
  観察／振り返り用チェックリスト　160

筋力：オックスフォード分類　161
 伸筋　161
 屈筋　163
 内転筋／尺屈筋　165
 外転筋／橈屈筋　167
関節囲　169
 手関節　169
握力　170
 ハンドヘルドダイナモメータ　170

解　剖

手（橈骨手根）関節

1. 滑膜性の楕円（顆状）関節である
2. 橈骨遠位面と関節円板のほか、手根骨の近位列の舟状骨、月状骨および三角骨との間で形成される
3. 関節包の靱帯は、背側橈骨手根靱帯、掌側橈骨手根靱帯および掌側尺骨手根靱帯である

4. 手関節には、側副靭帯（橈側手根側副靭帯と尺側手根側副靭帯）がある
5. 動きには屈曲、伸展、外転（橈屈）および内転（尺屈）がある

触知される骨標識点

橈骨では、茎状突起および背側結節（リスター結節）。

尺骨では、尺骨頭および尺骨茎状突起。

手根骨では、豆状骨、有鈎骨鈎、舟状骨結節および大菱形骨結節。

靭　帯

表6.1

橈骨手根関節の靭帯			
靭　帯	起始部	停止部	動きの制限
尺側側副靭帯	尺骨茎状突起	豆状骨底および三角骨	外転および橈屈
橈側側副靭帯	橈骨茎状突起先端	舟状骨外側面および大菱形骨外側面	内転および尺屈
背側橈骨手根靭帯	橈骨遠位端の後縁	月状骨、舟状骨および三角骨の後面	橈骨手根関節の屈曲
掌側橈骨手根靭帯	橈骨遠位端の前縁	手根骨近位列の前縁	橈骨手根関節の伸展
掌側尺骨手根靭帯	関節円板および尺骨茎状突起	手根骨近位列の前面	橈骨手根関節の伸展

筋

屈　筋

表6.2

手関節の屈筋				
筋	起始部	停止部	神経支配	動　き
尺側手根屈筋	総屈筋起始部—上腕骨内側上顆	有鉤骨鉤、第5中手骨底	尺骨神経 C7、8	手関節での手の屈曲
橈側手根屈筋	総屈筋起始部—上腕骨内側上顆	第2、第3中手骨の掌側面	正中神経 C6、7	手関節での手の屈曲
長掌筋	総屈筋起始部—上腕骨内側上顆	屈筋支帯および手掌腱膜	正中神経 C8	手関節での手の屈曲
浅指屈筋	総屈筋起始部—上腕骨内側上顆。尺側側副靭帯および橈骨前縁	第2〜5指の中節骨の掌側面、底部	正中神経 C7、8、T1	手関節屈曲 MCPおよびPIPの屈曲
深指屈筋	尺骨の前面および内側面の上4分の3	第2〜5指の末節骨の掌面基底部	正中神経前骨間枝 C7、8、T1	DIPの屈曲および手関節屈曲
長母指屈筋	橈骨の前面、骨間膜の前面	母指末節骨基底部の掌側面	正中神経の前骨間枝 C7、8、T1	母指指節間関節の屈曲および手関節屈曲
MCP—中手指節関節 PIP—近位指節間関節 DIP—遠位指節間関節				

伸　筋

表6.3

手関節の屈筋				
筋	起始部	停止部	神経支配	動　き
長橈側手根伸筋	上腕骨外側上顆稜の前部	第2中手骨底の後面	橈骨神経 C6、7	手関節伸展
短橈側手根伸筋	上腕骨外側上顆の総伸筋起始部	第3中手骨底の後面	橈骨神経の後骨間枝 C6、7	手関節伸展、FCRとの協働で外転(橈屈)が可能
尺側手根伸筋	上腕骨外側上顆の総伸筋起始部	第5中手骨底の内側	橈骨神経の後骨間枝 C7、8	手関節伸展
指伸筋	上腕骨外側上顆の総伸筋起始部	中節骨底、第2〜5指の背面	橈骨神経の後骨間枝 C7、8	MCP伸展、手関節伸展も
示指伸筋	尺骨後面および隣接する骨間膜	小指の指背腱膜	橈骨神経の後骨間枝 C7、8	指伸筋補助および手関節伸展
小指伸筋	上腕骨外側上顆の総伸筋起始部	小指の指背腱膜	橈骨神経の後骨間枝 C7、8	小指MCP伸展および手関節伸展

(つづく)

表6.3（つづき）

筋	起始部	停止部	神経支配	動き
長母指伸筋	尺骨の中3分の1の外側、後面と、隣接する骨間膜	母指末節骨底の背側面	橈骨神経の後骨間枝C7、8	母指全関節伸展および手関節伸展と外転
短母指伸筋	橈骨後面中央部および隣接する骨間膜	基節骨底の背側面	橈骨神経の後骨間枝C7、8	母指のCMCおよびMCP伸展と、手関節伸展および外転の補助
MCP―中手指節関節 CMC―手根中手関節（母指） FCR―橈側手根屈筋				

外転筋／橈屈筋

表6.4

手関節の外転筋／橈屈筋				
筋	起始部	停止部	神経支配	動き
長橈側手根伸筋	上腕骨外側上顆稜の前部	第2中手骨底の後面	橈骨神経 C6、7	手関節伸展
短橈側手根伸筋	上腕骨外側上顆の総伸筋起始部	第3中手骨底の後面	橈骨神経の後骨間枝 C6、7	手関節伸展、FCRとの協働で外転（橈屈）が可能
橈側手根屈筋	総屈筋起始部―上腕骨内側上顆	第2、第3中手骨の掌側面	正中神経 C6、7	第2～5指での手の屈曲および外転

内転筋／尺屈筋

表6.5

手関節の内転筋／尺屈筋				
筋	起始部	停止部	神経支配	動き
尺側手根伸筋	上腕骨外側上顆の総伸筋起始部	第5中手骨底の内側	橈骨神経の後骨間枝 C7、8	手関節伸展および内転
尺側手根屈筋	総屈筋起始部—上腕骨内側上顆	有鉤骨鉤、第5中手骨底	尺骨神経 C7、8	手関節での手の屈曲および内転

測　定

可動域
屈　曲

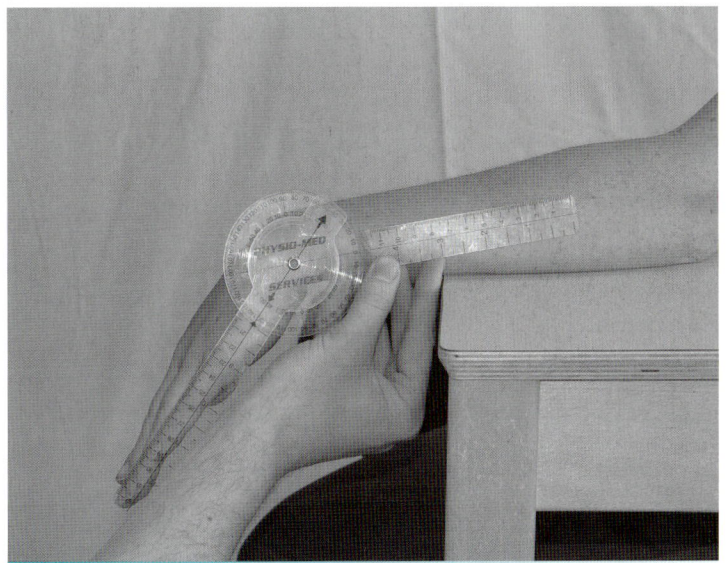

図6.1 手関節屈曲の角度測定

開始位置：患者は座位にさせ、前腕を回内させて台に乗せ、手関節は中間位にしておく。手はテーブルの端から出しておく。

部位の固定：測定者は、必要であれば前腕が動かないよう押さえておく。

角度計の軸：角度計の軸は、尺骨茎状突起の位置に当てる。

固定バー：尺骨の長軸と平行にする。

可動バー：第5中手骨の長軸と平行にする。

患者への指示："手をできるところまで下げてください。"

終了位置：手関節を可動域限界まで屈曲させたところ。

トリック動作：手を屈曲させる際に手関節の偏位が起きないようにする。

注意：患者が手関節を屈曲させると、角度計の固定バーと可動バーが動いてしまうため、それぞれ位置を合わせ直してから目盛りを読むことが必要になることがある。

伸　展

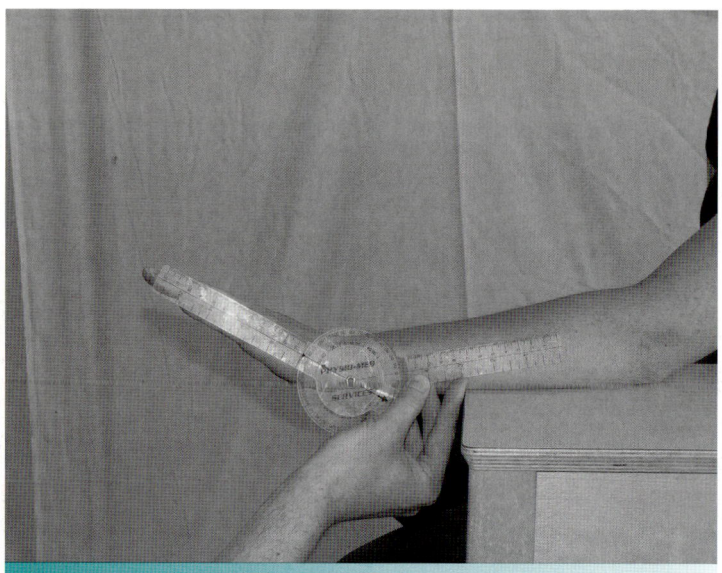

図6.2　手関節伸展の角度測定

開始位置：患者は座位にさせ、前腕を回内させて台に乗せ、手関節は中間位にしておく。手はテーブルの端から出しておく。
部位の固定：測定者は、必要であれば前腕が動かないよう押さえておく。
角度計の軸：角度計の軸は、尺骨茎状突起の位置に当てる。
固定バー：尺骨の長軸と平行にする。
可動バー：第5中手骨の長軸と平行にする。
患者への指示："手をできるところまで上げてください。"
終了位置：手関節を可動域限界まで伸展させたところ。

> **臨床でのヒント**
> 手を伸展させる際に手関節の偏位が起きないようにする。

> 注意：患者が手関節を伸展させると、角度計の固定バーと可動バーが動いてしまうため、それぞれ位置を合わせ直してから目盛りを読むことが必要になることがある。

内転／尺屈位

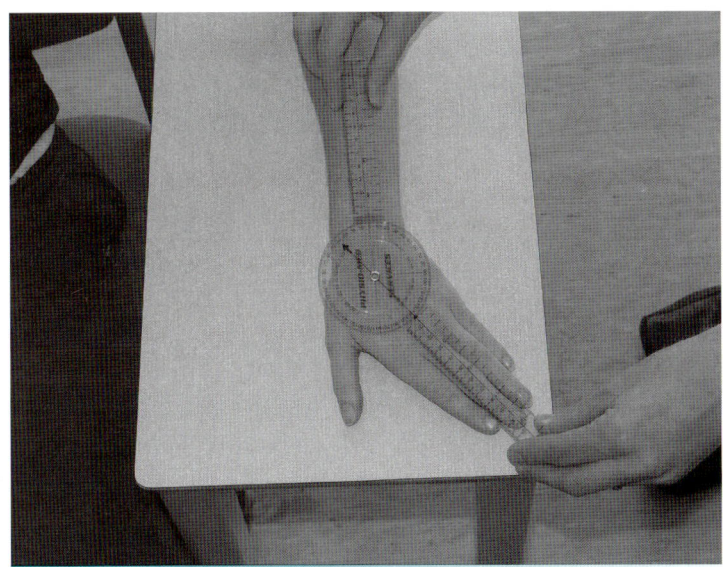

図6.3 手関節の内転／尺屈の角度測定

開始位置：患者は座位にさせ、前腕を回内させて、手をテーブルに乗せる。
部位の固定：測定者は、前腕が動かないよう押さえておく。
角度計の軸：角度計の軸は、手関節の背側面の有頭骨のところに当てる。
固定バー：前腕正中線に沿わせる。
可動バー：第3中手骨幹の長軸と平行にする。
患者への指示："手をできるところまで外側へ向けてください。"
終了位置：手関節を可動域限界まで内転／尺屈させたところ。

内転／尺屈の際に、手関節が屈曲したり伸展したりしないようにする。

臨床でのヒント

有頭骨を見つけるには、手の背側面上を第3中手骨近位に沿っていく。中手骨の端に、近位骨頭を触知することができる。四角く平坦な構造に触れたら、それが有頭骨である。

外転／橈屈

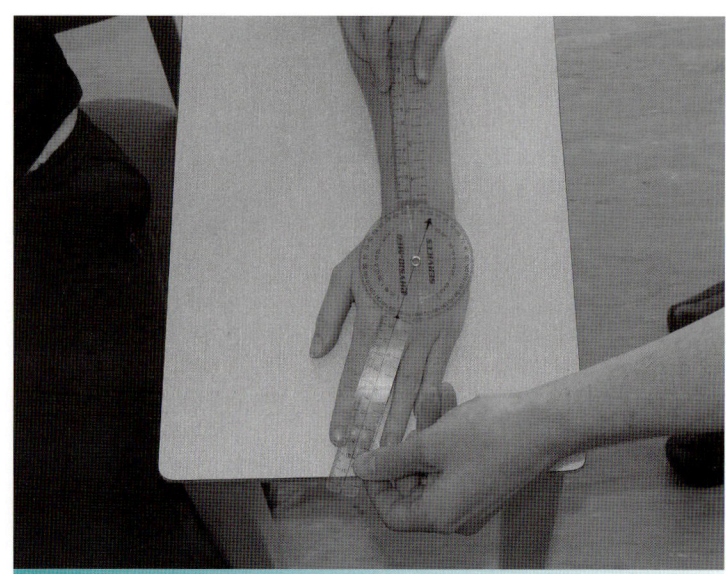

図6.4 手関節の外転／橈屈の角度測定

開始位置：患者は座位にさせ、前腕を回内させて、手をテーブルに乗せる。
部位の固定：測定者は、前腕が動かないよう押さえておく。
角度計の軸：角度計の軸は、手関節の背側面の有頭骨のところに当てる。
固定バー：前腕正中線に沿わせる。
可動バー：第3中手骨幹の長軸と平行にする。
患者への指示："手をできるところまで内側へ向けてください。"
終了位置：手関節を可動域限界まで外転させたところ。

外転／橈屈の際に、手関節が屈曲したり伸展したりしないようにする。

メ モ

処置の記録

手関節／手根間関節

観察／振り返りチェックリスト

観察／振り返りチェックリスト

観察事項		はい/いいえ	摘要
自己紹介と スキルの準備	治療場所は枕、毛布、安全な環境など、患者を迎え入れる準備がきちんとできているか		
	療法士は自己紹介したか		
	患者はリラックスしていたか		
	露出や毛布などの掛け方は正しかったか		
	手順の説明はしたか		
	説明は簡潔で分かりやすかったか		
	同意は得たか		
スキルの実施	台の高さは正しかったか		
	療法士は歩み寄っていたか		
	療法士は関節や他の重要な骨標識点を同定できたか		
	角度計は正しい位置に合わせられたか		
	関節の可動域の目盛りは正しく読めたか		
	療法士は身体の左右を比較したか		
当該手技の 安全かつ 効果的な実施	しかるべく注意を払いながら手順を進めたか		
当該スキルの 全体的な 出来栄えを評価	優秀		
	優		
	良		
	可		
	何とも言えない		
	不合格		

筋力：オックスフォード分類

伸 筋

0点 "筋の収縮なし"および 1点 "わずかな収縮"

患者の姿勢：患者は座位にさせ、前腕を回内させてテーブルに乗せておく。

測定者の姿勢：測定者は患者のそばに座るかまたは立ち、前腕伸筋面を触知する。

患者への指示："ここの筋に力を入れてみてください。／指を持ち上げようとしてみてください。"

臨床でのヒント：筋を念入りに観察して触知することが、ごくわずかな収縮の動きも逃さないようにする上できわめて重要である。

上腕骨外側上顆は"総伸筋起始部"であり、ここを起始部とする手関節および手の伸筋がいくつかある。

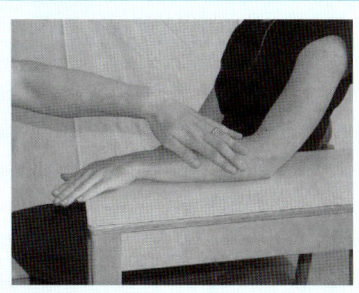

図6.5 手関節伸筋のオックスフォード分類の0点および1点。

2点 "重力の影響を受けずに全域可動"

患者の姿勢：患者は座位にさせ、腕をテーブルに乗せておく。前腕は回内／回外の中間位とし、手関節は完全屈曲させておく。

測定者の姿勢：測定者は患者のそばに座るかまたは立ち、手の重みを支えて、前腕が動かないよう押さえておく。

患者への指示："手をできるところまで後ろに動かしてください。"

手関節は可動域の端から端、つまり、完全屈曲位から完全伸展位まで動かすようにしなければならない。

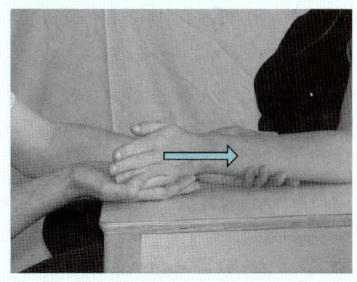

図6.6 手関節伸筋のオックスフォード分類の2点。完全屈曲位から完全伸展位まで手関節を動かしているところ（手の背面が後方に動いているところ）。

3点　"重力に抗して全域可動"

患者の姿勢：患者を座位にさせ、腕をテーブルに乗せておく。手はテーブルの端から出しておき、完全屈曲させておく。

測定者の姿勢：測定者は患者のそばに座るかまたは立ち、動きを観察する。

患者への指示："指先が天井を向くように、手をできるところまで持ち上げようとしてください。"

手関節は可動域の端から端、つまり、完全屈曲位から完全伸展位まで動かすようにしなければならない。

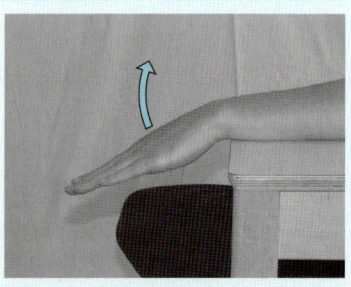

図6.7　手関節伸筋のオックスフォード分類の3点。完全屈曲位から完全伸展位まで手関節を動かしているところ（手の背側を上に動かしているところ）。

4点　"最小の抵抗に抗して全域可動"

患者の姿勢：患者を座位にさせ、腕をテーブルに乗せる。手はテーブルの端から出しておき、完全屈曲させておく。

測定者の姿勢：測定者は患者のそばに座るかまたは立ち、手の背側面にごく弱い抵抗を与える。

患者への指示："ごく弱く押さえておきますから、指先が天井を向くように、手をできるところまで持ち上げようとしてください。"

手関節は可動域の端から端、つまり、完全屈曲位から完全伸展位まで動かすようにしなければならない。

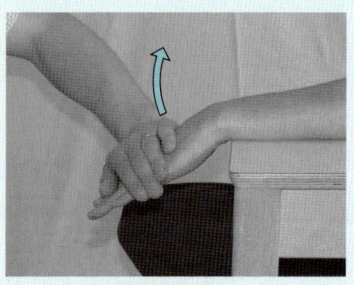

図6.8　手関節伸筋のオックスフォード分類の4点および5点。完全屈曲位から完全伸展位まで手関節を動かしているところ（手の背側を持ち上げているところ）。

5点　"最大の抵抗に抗して全域可動"

患者の姿勢：患者を座位にさせ、腕をテーブルに乗せる。手はテーブルの端から出しておき、完全屈曲させておく（図6.8を参照）。

測定者の姿勢：測定者は患者のそばに座るかまたは立ち、手の背側面に最大の抵抗を与える。

患者への指示："強く押さえておきますから、指先が天井を向くように、手をできるところまで持ち上げようとしてください。"

屈 筋

0点 "筋の収縮なし"および 1点 "わずかな収縮"

患者の姿勢：患者を座位にさせ、腕をテーブルに乗せて前腕を回内させておく。

測定者の姿勢：測定者は患者のそばに座るかまたは立ち、前腕屈筋面、特に上腕骨内側上顆を触知する。

患者への指示："ここの筋に力を入れてみてください。／指を下向きに動かそうとしてみてください。"

臨床でのヒント：筋を念入りに観察して触知することが、ごくわずかな収縮の動きも逃さないようにする上できわめて重要である。

臨床でのヒント：上腕骨内側上顆は"総屈筋起始部"であり、ここを起始部とする手関節および手の屈筋がいくつかある。

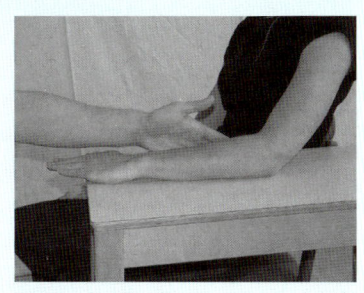

図6.9 手関節屈筋のオックスフォード分類の0点および1点。

2点 "重力の影響を受けずに全域可動"

患者の姿勢：患者を座位にさせ、腕をテーブルに乗せておく。前腕は回内／回外の中間位とし、手関節は完全伸展させておく。

測定者の姿勢：測定者は患者のそばに座るかまたは立ち、手の重みを支えて、前腕が動かないよう押さえておく。

患者への指示："手をできるところまで内側に曲げてください。"

手関節は可動域の端から端、つまり、完全伸展位から完全屈曲位まで動かすようにしなければならない。

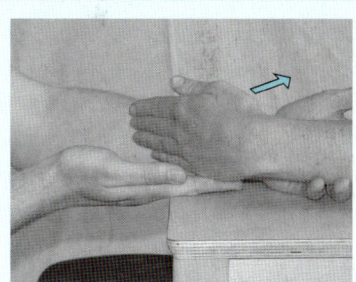

図6.10 手関節屈筋のオックスフォード分類の2点。完全伸展位から完全屈曲位まで手関節を動かしているところ（手掌が内向きに動いているところ）。

3点 "重力に抗して全域可動"

患者の姿勢：患者を座位にさせ、腕を回外させてテーブルに乗せる。手はテーブルの端から出しておき、完全伸展させておく。

測定者の姿勢：測定者は患者のそばに座るかまたは立ち、動きを観察する。

患者への指示："指先が天井を向くように、手をできるところまで上に曲げようとしてください。"

手関節は完全伸展位から完全屈曲位まで動いている。

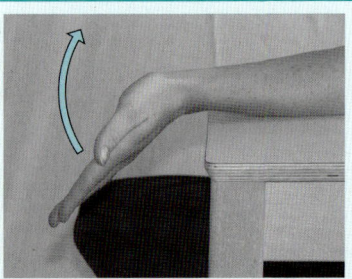

図6.11　手関節屈筋のオックスフォード分類の3点。完全伸展位から完全屈曲位まで手関節を動かしているところ（手掌を上に動かしているところ）。

4点 "最小の抵抗に抗して全域可動"

患者の姿勢：患者を座位にさせ、腕を回外させてテーブルに乗せる。手はテーブルの端から出しておき、完全伸展させておく。

測定者の姿勢：測定者は患者のそばに座るかまたは立ち、手掌にごく弱い抵抗を与える。

患者への指示："ごく弱く押さえておきますから、指先が天井を向くように、できるところまで手首を曲げてください。"

手関節は完全伸展位から完全屈曲位まで動いている。

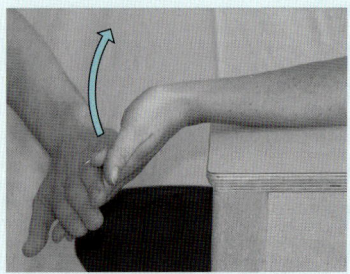

図6.12　手関節屈筋のオックスフォード分類の4点および5点。完全伸展位から完全屈曲位まで手関節を動かしているところ（手掌を上に動かしているところ）。

5点 "最大の抵抗に抗して全域可動"

患者の姿勢：患者を座位にさせ、腕を回外させてテーブルに乗せる。手はテーブルの端から出しておき、完全伸展させておく（図6.12を参照）。

測定者の姿勢：測定者は患者のそばに座るかまたは立ち、手掌に最大の抵抗を与える。

患者への指示："強く押さえておきますから、指先が天井を向くように、できるところまで手首を曲げてください。"

手関節は完全伸展位から完全屈曲位まで動いている。

内転筋／尺屈筋

0点 "筋の収縮なし" および 1点 "わずかな収縮"

患者の姿勢：患者を座位にさせ、腕をテーブルに乗せて前腕を回内させておく。

測定者の姿勢：測定者は患者のそばに座るかまたは立ち、前腕内側縁にある尺側手根屈筋を触知する。

患者への指示："ここの筋に力を入れてみてください。／手を外向きに動かそうとしてみてください。"

臨床でのヒント：筋を念入りに観察して触知することが、ごくわずかな収縮の動きも逃さないようにする上できわめて重要である。

尺側手根屈筋の腱は、豆状骨のすぐ近位側に触知することができる。

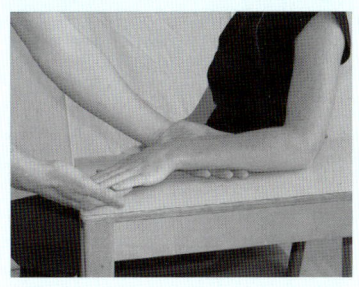

図6.13　手関節内転筋／尺屈筋のオックスフォード分類の0点および1点。

2点 "重力の影響を受けずに全域可動"

患者の姿勢：患者を座位にさせ、腕をテーブルに乗せておく。前腕は回内位で完全外転させておく。

測定者の姿勢：測定者は患者のそばに座るかまたは立ち、手の重みを支えて、前腕が動かないよう押さえておく。

患者への指示："手をできるところまで外向きに動かそうとしてください。"

手関節は完全外転位から完全内転位まで動かし終わっている。

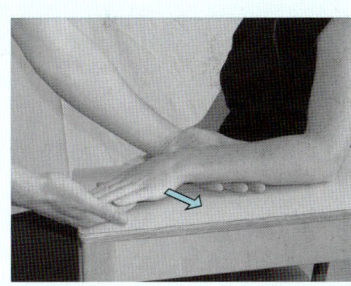

図6.14　手関節内転筋／尺屈筋のオックスフォード分類の2点。完全外転位から完全内転位まで手関節を動かしているところ（手が体から離れるように動かしているところ）。

3点 "重力に抗して全域可動"

患者の姿勢：この動きはきわめて難しい。肩を約45°屈曲させた位置で肩／腕を支えなければならず、腕は完全内旋させて肘を伸展させておく。手関節はテーブルの端から外に出し、前腕と平行のまま手を完全外転させておく。

測定者の姿勢：測定者は患者のそばに座るかまたは立ち、動きを観察する。

患者への指示："手を天井に向かってできるところまで持ち上げてください。"

手関節は完全外転位から完全内転位まで動いている。

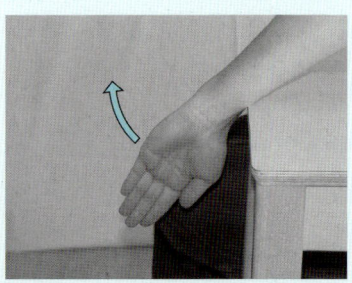

図6.15 手関節内転筋／尺屈筋のオックスフォード分類の3点。完全外転位から完全内転位まで手関節を動かしているところ。

4点 "最小の抵抗に抗して全域可動"

患者の姿勢：患者を座位にさせ、腕を回内させてテーブルに乗せる。手はテーブルの端から出しておき、手関節は完全外転させておく。

測定者の姿勢：測定者は患者のそばに座るかまたは立ち、前腕が動かないように押さえておいて、手の内側面にごく弱い抵抗を与える。

患者への指示："ごく弱く押さえておきますから、手をできるところまで外向きに動かそうとしてください。"

手関節は完全外転位から完全内転位まで動いている。

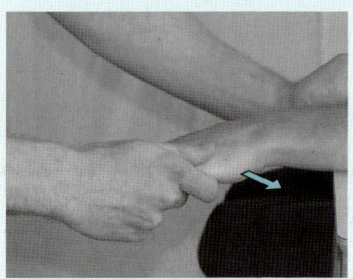

図6.16 手関節内転筋／尺屈筋のオックスフォード分類の4点および5点。完全外転位から完全内転位まで手関節を動かしているところ（手が体から離れるように動かしているところ）。

5点 "最大の抵抗に抗して全域可動"

患者の姿勢：患者を座位にさせ、腕を回内させてテーブルに乗せる。手はテーブルの端から出しておき、手関節は完全外転させておく（図6.16を参照）。

測定者の姿勢：測定者は患者のそばに座るかまたは立ち、前腕が動かないように押さえておいて、手の内側面に最大の抵抗を与える。

患者への指示："強く押さえておきますから、手をできるところまで外向きに動かそうとしてください。"

手関節は完全外転位から完全内転位まで動く。

外転筋／橈屈筋

0点 "筋の収縮なし"および 1点 "わずかな収縮"

患者の姿勢：患者を座位にさせ、腕をテーブルに乗せて前腕を回内させておく。

測定者の姿勢：測定者は患者のそばに座るかまたは立ち、前腕外側縁にある橈側手根屈筋／腱を触知する。

患者への指示："ここの筋に力を入れてみてください。／手を体の方に動かそうとしてみてください。"

臨床でのヒント：筋を念入りに観察して触知することが、ごくわずかな収縮の動きも逃さないようにする上できわめて重要である。

橈側手根屈筋の腱は、手関節の前面に触知することができ、この位置にはほとんどの外側腱がある。

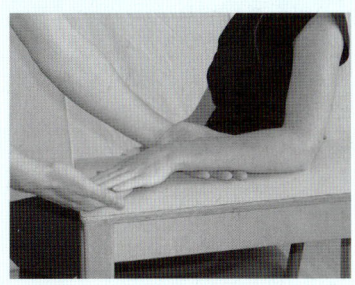

図6.17 手関節外転筋／橈屈筋のオックスフォード分類の0点および1点。

2点 "重力の影響を受けずに全域可動"

患者の姿勢：患者を座位にさせ、腕をテーブルに乗せておく。前腕は回内位で完全内転させておく。

測定者の姿勢：測定者は患者のそばに座るかまたは立ち、手の重みを支えて、前腕が動かないよう押さえておく。

患者への指示："親指ができるだけ体の方に行くよう手首を曲げてみてください。"

手関節は完全内転位（尺屈位）から完全外転位（橈屈位）まで動いている。

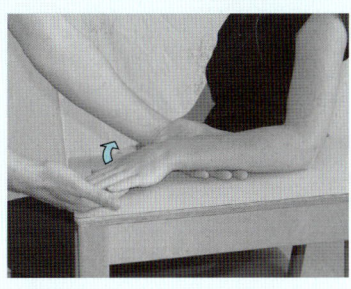

図6.18 手関節外転筋／橈屈筋のオックスフォード分類の2点。完全内転位から完全外転位まで手関節を動かしているところ（手を体に向かって動かしているところ）。

3点 "重力に抗して全域可動"

患者の姿勢：患者を座位にさせ、腕をテーブルに乗せ、手首から先はテーブルの端から外に出しておく。手関節は内転／尺屈位させておき、前腕は回内／回外の中間位とする。

測定者の姿勢：測定者は患者のそばに座るかまたは立ち、前腕が動かないように押さえて動きを観察する。

患者への指示："親指ができるだけ天井の方に動くよう手首を動かしてみてください。"

手関節は完全内転位(尺屈位)から完全外転位(橈屈位)まで動いている。

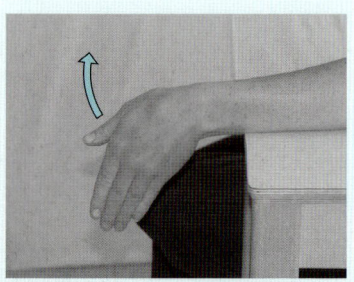

図6.19　手関節外転筋／橈屈筋のオックスフォード分類の3点。手関節は完全内転位(尺屈位)から完全外転位(橈屈位)まで動く。

4点 "最小の抵抗に抗して全域可動"

患者の姿勢：患者を座位にさせ、腕をテーブルに乗せ、手首から先はテーブルの端から外に出しておく。手関節は内転／尺屈位させておき、前腕は回内させておく。

測定者の姿勢：測定者は患者のそばに座るかまたは立ち、前腕が動かないように押さえておいて、手の外側面にごく弱い抵抗を与える。

患者への指示："ごく弱く押さえておきますから、親指が体の方に動くよう手首をできるところまで動かしてみてください。"

手関節は完全内転位(尺屈位)から完全外転位(橈屈位)まで動いている。

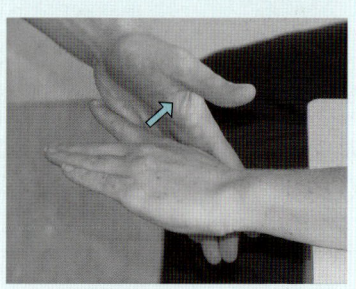

図6.20　手関節外転筋／橈屈筋のオックスフォード分類の4点および5点。手関節は完全内転位(尺屈位)から完全外転位(橈屈位)まで動く。

5点 "最大の抵抗に抗して全域可動"

患者の姿勢：患者を座位にさせ、腕をテーブルに乗せ、手首から先はテーブルの端から外に出しておく。手関節は内転／尺屈位させておき、前腕は回内させておく(図6.20を参照)。

測定者の姿勢：測定者は患者のそばに座るかまたは立ち、前腕が動かないように押さえておいて、手の外側面に最大の抵抗を与える。

患者への指示："強く押さえておきますから、親指が体の方に動くよう手首をできるところまで動かしてみてください。"

手関節は完全内転位(尺屈偏位)から完全外転位(橈屈位)まで動いている。

関節囲
手関節

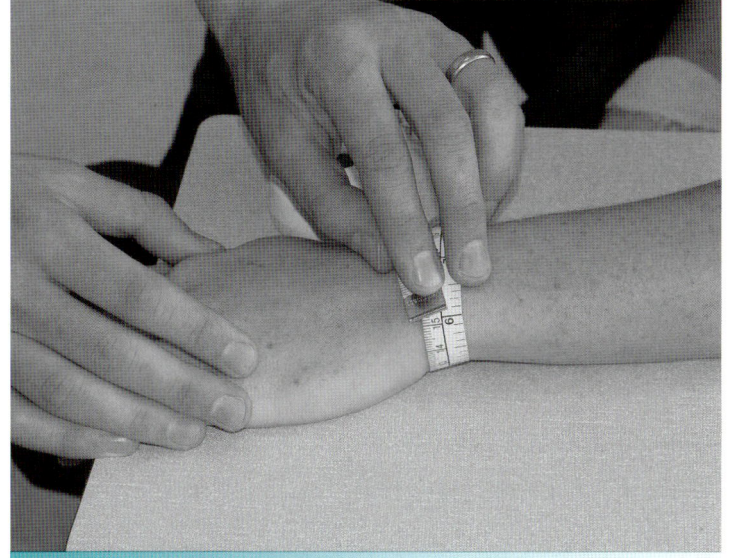

図6.21 手関節の周囲の測定

橈骨茎状突起と尺骨茎状突起とを結んだ線が手関節線である。

患者の姿勢：患者は座位にさせ、腕をテーブルに乗せる。

方法：関節囲は、関節線の周りを巻尺で測定することによって得られる。

3回測定して平均を求める。対側の腕も同じ方法で測定して両側を比較する。

注意点：
巻尺の状態。ピンと張っているか。
筋は弛緩していなければならない。
巻尺はまっすぐに（ねじらない）。
一貫性ある測定をする。巻尺の上下、センチかインチか。

握　力
ハンドヘルドダイナモメータ

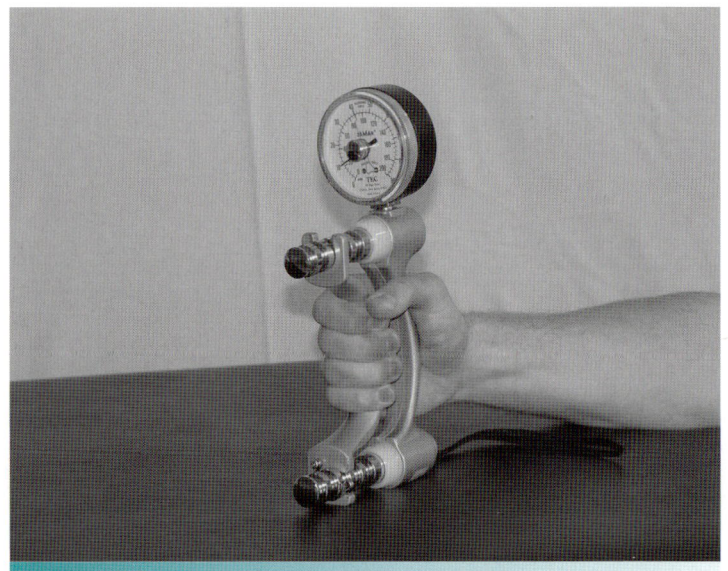

図6.22　ハンドヘルドダイナモメータを使った握力検査

　握力を測定するには、Jamarダイナモメータを用いるとよい。密閉形油圧システムで、ポンドの目盛りもキログラムの目盛りも付いている。

患者の姿勢： 患者は楽な姿勢で椅子に座らせ、肩は基本位のまま内転させる。肘を90°屈曲させ、前腕および手関節は力を入れずまっすぐな状態にしておく。手は握力計をゆったりと持たせる。

> テスト前に、最大握力を示す赤い最大値を示す針が0を指していることを確認する。ダイナモメータは一般に、セカンドハンドルの位置から始める。

患者への指示： 測定者は患者に対して、"思い切り握ってください…もっと強く…もっと強く…はい、力を抜いて"と声をかけるなどして、ハンドルを思い切り握るように言う。

> 赤い最大値を示す針は、反時計回りに動いて0に戻らなければならない。

　2〜3分間の休憩をはさんで3回記録を取り、その平均を出す。

メ　モ

処置の記録

メ　モ

処置の記録

手

第7章

- 解 剖　173
  - 母指　173
  - 指　173
  - 触知される骨標識点　174
  - 靱帯　174
  - 筋　174
    - 伸筋　174
    - 屈筋　175
    - 外転筋、内転筋および対立筋　175
- 測 定　176
  - 可動域—母指のCMC関節　176
    - 外転　176
    - 屈曲／伸展　177
  - 可動域—母指の中手指節関節　178
    - 屈曲　178
  - 可動域—母指の指節間関節　179
    - 屈曲　179
  - 可動域—指の中手指骨関節　180
    - 屈曲　180
    - 外転　181
  - 可動域—指の近位指節間関節　182
    - 屈曲／伸展　182
  - 可動域—指の遠位指節間関節　183
    - 屈曲／伸展　183
    - 観察／振り返り用チェックリスト　185

解 剖

母 指

1. 母指の手根中手（CMC）関節は、滑膜性の鞍関節である
2. 大菱形骨と第1中手骨底との関節である
3. 2つの面がそれぞれに凹凸になっている
4. 緩みはあるが強い線維膜が関節を覆っている
5. この関節の動きには、屈曲、伸展、外転、内転および対立がある

指

1. 中手指節（MCP）関節は、滑膜性の顆状関節である
2. 中手骨頭と基節骨底との関節である
3. 緩みのある線維膜が関節を囲んでいる
4. 関節のいずれの側にも強力な側副靱帯がある
5. この関節の動きには、屈曲、伸展、外転および内転がある

6. 指節間(IP)関節は、滑膜性の蝶番関節である
7. それぞれの指に指節骨が3本ずつあるため、近位指節間(PIP)関節および遠位指節間(DIP)関節がある
8. 緩みのある線維膜が関節を囲んでいる
9. 関節のいずれの側にも強力な側副靱帯がある
10. この関節の動きには、屈曲および伸展がある

触知される骨標識点

手根骨では、舟状骨、月状骨、三角骨、豆状骨、大菱形骨、小菱形骨、有頭骨、有鉤骨。中手骨および指節骨。

靱　帯

表7.1

母指の靱帯			
靱　帯	起始部	停止部	動きの制限
橈側手根中手靱帯	大菱形骨外側面	第1中手骨外側面	
前斜靱帯	大菱形骨前面	第1中手骨内側面	後斜靱帯の緊張
後斜靱帯	大菱形骨後面	第1中手骨内側面	前斜靱帯の緊張

筋

伸　筋

表7.2

母指の伸筋				
筋	起始部	停止部	神経支配	動　き
長母指伸筋	尺骨および骨間膜の後面の中3分の1	母指遠位指節骨の背面	橈骨神経の後骨間枝 C7、8	手関節の伸展および橈屈。全母指関節の伸展
短母指伸筋	橈骨および骨間膜の後面の中央部	基節骨底の背面	橈骨神経の後骨間枝 C7、8	手関節の伸展および橈屈。母指の手根中手関節および中手指節(MCP)関節の伸展

屈筋

表7.3

母指の屈筋

筋	起始部	停止部	神経支配	動き
長母指屈筋	橈骨および骨間膜の上前面	母指末節骨の掌側面	正中神経の前骨間枝 C8、T1	手関節の屈曲。母指の指節間関節および中手指節関節の屈曲。あらゆる「握る」動作に不可欠
短母指屈筋	屈筋支帯、大菱形骨、有頭骨および小菱形骨の結節	母指基節骨底の橈側	正中神経 T1	母指の手根中手関節および中手指節関節の屈曲。母指を内旋させる

外転筋、内転筋および対立筋

表7.4

母指の外転筋、内転筋および対立筋

筋	起始部	停止部	神経支配	動き
長母指外転筋	尺骨の上後面、橈骨後面の中3分の1および骨間膜	第1中手骨底の橈側	橈骨神経の後骨間枝 C7、8	短母指外転筋とともに母指を外転させる。伸筋とともにCMC関節で母指を伸展させる。この筋自体が作用して母指を伸展中間位かつ外転位にさせる。
短母指外転筋	屈筋支帯と、舟状骨および大菱形骨の結節	母指基節骨の橈側	正中神経 T1	CMC関節およびMCP関節での母指の外転

(つづく)

表7.4（つづき）

筋	起始部	停止部	神経支配	動き
母指対立筋	屈筋支帯および大菱形骨の結節	第1中手骨前面の外側2分の1	正中神経 T1	母指の対立、すなわちCMC関節の外転、内旋および屈曲と内転。これにより、手を正確に動かすことができる
短掌筋	手掌腱膜および屈筋支帯	手の内側縁の皮膚	尺骨神 T1	この筋は手の尺側の皮膚にしわを作り、母指がしっかり握るのを補助する

測　定

可動域—母指の手根中手（CMC）関節

外　転

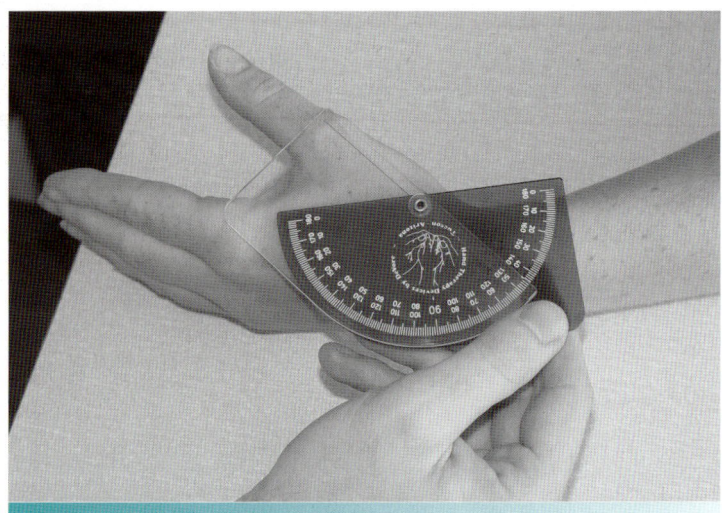

図7.1　母指の手根中手関節の測定—外転

開始位置：患者は座位にさせ、腕はテーブルに乗せる。肘を屈曲させて前腕は中間位、手関節は解剖学的位置にして、母指は第2指の中手骨部分に付けておく。

角度計の軸：角度計の軸は、第1、第2中手骨底の接合部に当てる（角度計は小さいものが必要になる）。

固定バー：第2中手骨の長軸に平行にする。

可動バー：第1中手骨の長軸に平行にする。開始位置のとき15-20°を指していることになるが、これを0°と考えて記録する。

終了位置：母指を可動限界まで外転させたところ（70°）。

屈曲／伸展

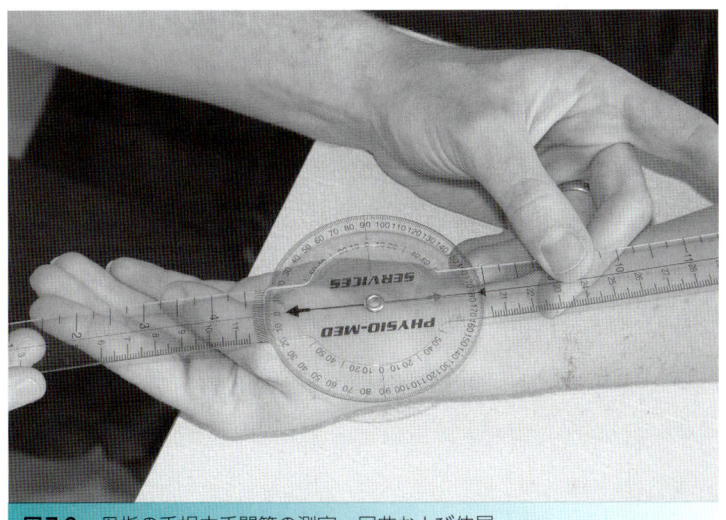

図7.2 母指の手根中手関節の測定—屈曲および伸展

開始位置：患者は座位にさせ、腕はテーブルに乗せる。肘を屈曲させて前腕は回外位、手関節は力を入れない位置しておく。

角度計の軸：角度計の軸は、母指のCMC関節のところに当てる（角度計は小さいものが必要になる）。

固定バー：橈骨の長軸に平行にする。

可動バー：母指中手骨の長軸に平行にする。

終了位置：屈曲の場合は、掌を横切って母指を屈曲させたところ（15°）。
伸展の場合は、掌から離れるように母指を伸展させたところ（20°）。

可動域—母指の中手指節(MCP)関節
屈　曲

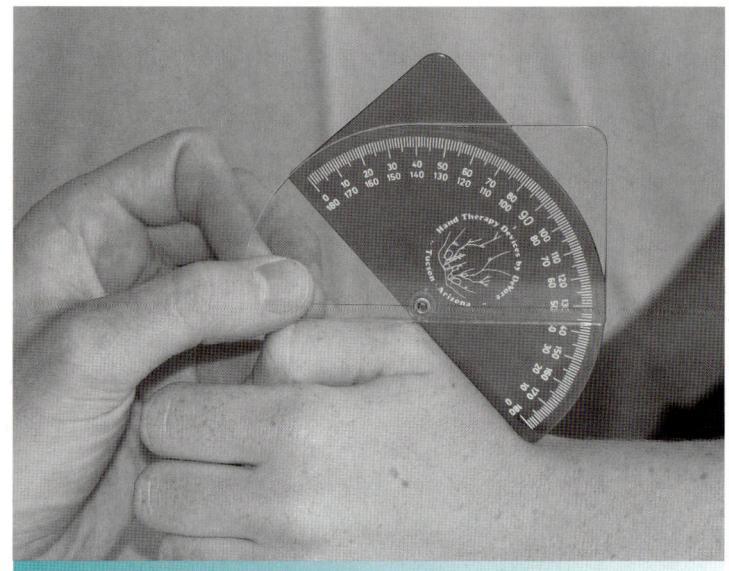

図7.3　指中手指節(MCP)関節屈曲の角度測定

開始位置：患者は座位にさせ、腕はテーブルに乗せる。肘を屈曲させて前腕は中間位、手関節はやや伸展させておく。MCP関節は0°伸展にさせておく。

部位の固定：測定者は中手骨が動かないように押さえておく。

角度計の軸：角度計の軸は、測定しようとする関節の背面に当てる（角度計は小さいものが必要になる）。

固定バー：中手骨幹の長軸に平行にする。

可動バー：基節骨の長軸に平行にする。

終了位置：MCP関節を可動限界まで屈曲させたところ。

臨床でのヒント
この動きをしている間、指節間(IP)関節は屈曲できるようにする。

可動域—母指の指節間(IP)関節
屈　曲

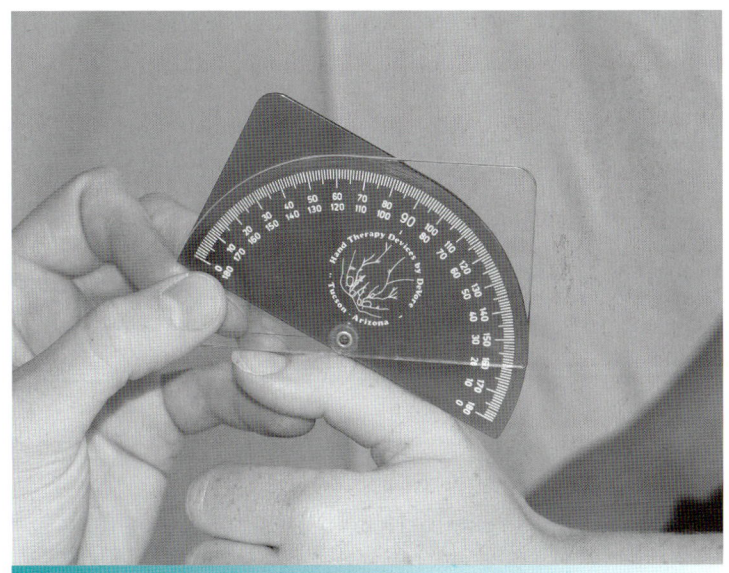

図7.4　母指指節間(IP)関節屈曲の角度測定

開始位置：患者は座位にさせ、腕はテーブルに乗せる。肘を屈曲させて前腕は中間位、手関節はやや伸展させておく。IP関節は0°伸展にさせておく。

部位の固定：測定者は中手骨が動かないように押さえておく。

角度計の軸：角度計の軸は、測定しようとする関節の背面に当てる。

固定バー：基節骨幹の長軸に平行にする。

可動バー：末節骨の長軸に平行にする。

終了位置：母指を可動域の限界まで屈曲させたところ。

可動域―指の中手指骨（MCP）関節
屈　曲

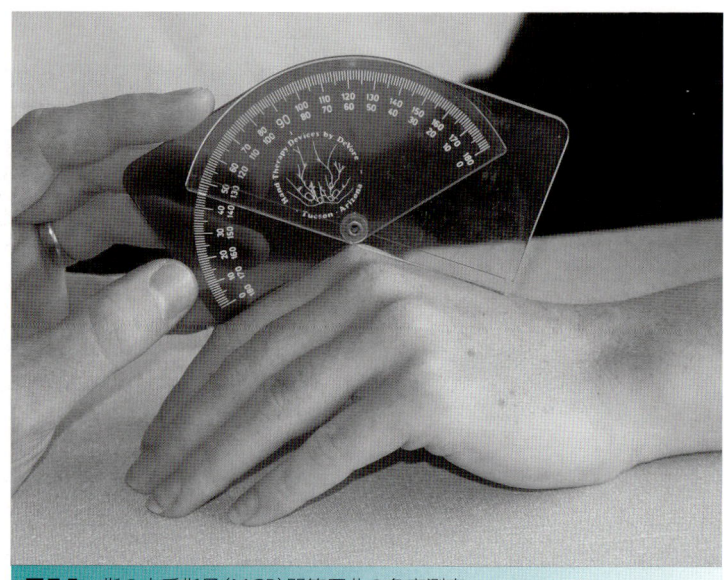

図7.5　指の中手指骨（MCP）関節屈曲の角度測定

開始位置：患者は座位にさせ、腕はテーブルに乗せる。肘を屈曲させて前腕は回内位、手関節は伸展させておく。測定しようとするMCP関節は0°伸展にさせる。

部位の固定：測定者は中手骨が動かないように押さえておく。

角度計の軸：角度計の軸は、測定しようとする関節の背面に当てる。

固定バー：中手骨幹の長軸に平行にする。

可動バー：基節骨の長軸に平行にする。

終了位置：MCP関節を可動限界まで屈曲させたところ。

臨床でのヒント

この動きをしている間、近位指節間（PIP）関節は屈曲できるようにし、遠位指節間（DIP）関節は伸展させたままにする。

可動域—指の中手指骨(MCP)関節
外 転

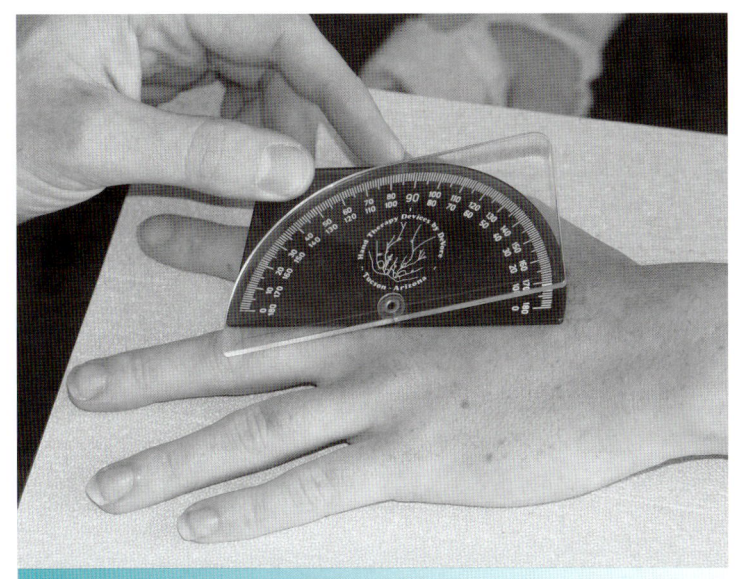

図7.6 指の中手指骨(MCP)関節外転の角度測定

開始位置：患者は座位にさせ、腕はテーブルに乗せる。肘を屈曲させて前腕は回内位、手関節は力を入れない位置にしておく。

部位の固定：測定者は中手骨が動かないように押さえておく。

角度計の軸：角度計の軸は、測定しようとするMCP関節の背面に当てる。

固定バー：中手骨幹の長軸に平行にする。

可動バー：基節骨の長軸に平行にする。

終了位置：指を正中線から離したところ。

代替法：患者は手を開いて紙に当て、測定者はその周囲をペンでなぞる。患者の手を離して、各指の中点間の線寸法を記録する。

可動域—指の近位指節間(PIP)関節
屈曲／伸展

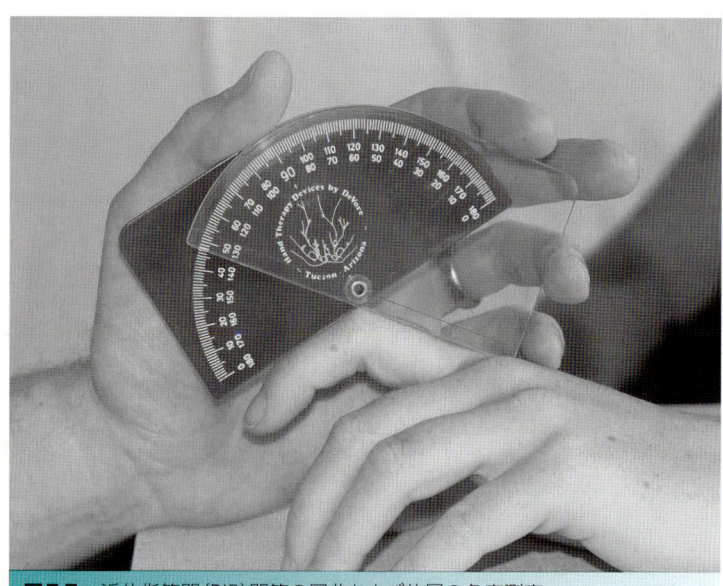

図7.7 近位指節間(PIP)関節の屈曲および伸展の角度測定

開始位置：患者は座位にさせ、腕はテーブルに乗せる。肘を屈曲させて前腕は回内位、手関節および指は伸展させておく（MCP関節およびIP関節は0°伸展）。

部位の固定：測定者は測定しようとする関節に近位の指節骨が動かないように押さえておく。

角度計の軸：角度計の軸は、測定しようとするPIP関節の背面に当てる。

固定バー：基節骨の長軸に平行にする。

可動バー：中節骨の長軸に平行にする。

終了位置：PIP関節を可動限界まで屈曲させたところ。

可動域―指の遠位指節間(DIP)関節
屈曲／伸展

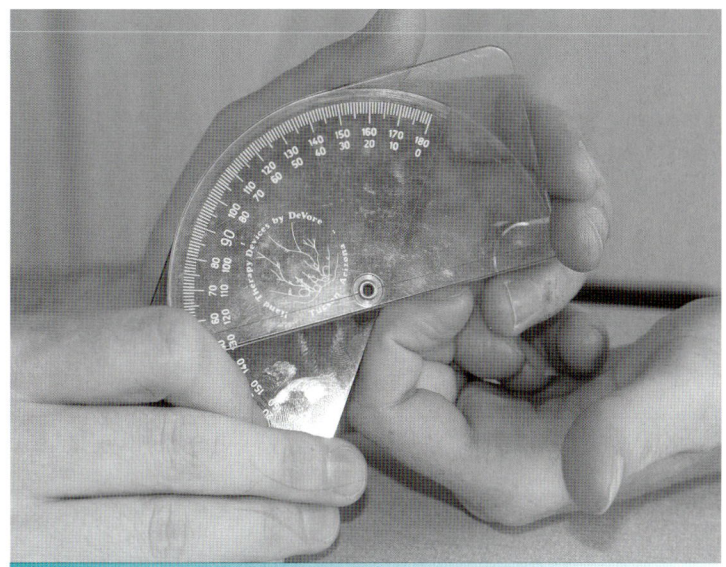

図7.8 遠位指節間(DIP)関節の屈曲および伸展の角度測定

開始位置：患者は座位にさせ、腕はテーブルに乗せる。肘を屈曲させて前腕は回外位、手関節および指は伸展させておく（MCP関節およびIP関節は0°伸展）。

部位の固定：測定者は測定しようとする関節に近位の指節骨が動かないように押さえておく。

角度計の軸：角度計の軸は、測定しようとするDIP関節の背面に当てる。

固定バー：中節骨の長軸に平行にする。

可動バー：末節骨の長軸に平行にする。

終了位置：DIP関節を可動限界まで屈曲させたところ。

メ モ

処置の記録

観察／振り返りチェックリスト

観察／振り返りチェックリスト

観察事項		はい/いいえ	摘要
自己紹介とスキルの準備	治療場所は枕、毛布、安全な環境など、患者を迎え入れる準備がきちんとできているか		
	療法士は自己紹介したか		
	患者はリラックスしていたか		
	露出や毛布などの掛け方は正しかったか		
	手順の説明はしたか		
	説明は簡潔で分かりやすかったか		
	同意は得たか		
スキルの実施	台の高さは正しかったか		
	療法士は歩み寄っていたか		
	療法士は関節や他の重要な骨標識点を同定できたか		
	角度計は正しい位置に合わせられたか		
	関節の可動域の目盛りは正しく読めたか		
	療法士は身体の左右を比較したか		
当該手技の安全かつ効果的な実施	しかるべく注意を払いながら手順を進めたか		
当該スキルの全体的な出来栄えを評価	優秀		
	優		
	良		
	可		
	何とも言えない		
	不合格		

メ モ

処置の記録

脊　柱

第 **8** 章

解　剖　187
　靱帯　188
　筋　189
　　体幹屈筋　189
　　体幹伸筋　190
　　頚部屈筋　191
　　頚部伸筋　192
　触知される骨標識点　192
測　定　192
　可動域　192
　　体幹屈曲―腰椎　192
　　体幹伸展―腰椎　193
　　体幹屈曲／伸展―腰椎　194
　　体幹側屈　196

観察／振り返り用チェックリスト　198
巻尺で測定する頚部屈曲　199
傾斜計を用いた頚部屈曲測定　200
傾斜計で測定する頚部屈曲　201
巻尺で測定する頚部伸展　202
傾斜計で測定する頚部伸展　203
巻尺で測定する頚部側屈　204
傾斜計で測定する頚部側屈　205
巻尺で測定する頚部回旋　206
コンパス式角度計を用いた
　頚部回旋測定　207

解　剖

1. 脊柱は、頚椎7個、胸椎12個および腰椎5個の計24個の椎骨よりなる
2. 前方では、椎体が椎間板によってつながれている
3. 椎間板は線維軟骨であり、脊柱全長の4分の1を占めている
4. 椎間板はいずれも、その椎間板がある領域の脊柱の湾曲に応じた楔型になっている
5. すなわち、頚部および腰部の湾曲は、椎間板の前方の厚みが大きいことによる

6. 椎間板の形状は、頚椎が卵型、胸椎がハート型、腰椎が腎臓型である。椎体は後方では、滑膜性の平面関節である関節突起間関節／椎間関節によって結合されている。関節表面の形状および向きは、下記の3部位それぞれに異なる
7. 頚椎では、関節表面が平坦かつ卵型であり、傾斜面に沿っている。動きは屈曲、伸展、側屈および回旋である
8. 胸椎では、関節表面の上関節突起がほぼ垂直に突出している。動きは屈曲、伸展、側屈および回旋がある
9. 腰椎では、強力な関節突起があり、上下に著明に突出する。動きは屈曲、伸展および側屈がある

靭帯

表8.1

脊柱靭帯			
靭帯	起始部	停止部	動きの制限
前縦靭帯（高密度の3層のコラーゲン）	椎体の前面—環椎	仙骨	伸展
後縦靭帯（高密度の3層のコラーゲン）	椎体の後面—軸椎	仙骨	屈曲
黄色靭帯	椎弓板の上側、C1からL5	椎弓板の下側、C1からL5	屈曲
棘上靭帯	棘突起の上側	棘突起の下側	屈曲
項靭帯	脊椎C7	外後頭隆起	屈曲
棘間靭帯	棘突起の上側	棘突起の下側	屈曲

筋

体幹屈筋

表 8.2

体幹の屈筋

筋	起始部	停止部	神経支配	動き
腹直筋	恥骨結合および恥骨稜	剣状突起および第 5、第 6 および第 7 肋軟骨	下 6-7 対の胸神経の前主枝	体幹の屈曲および側屈
外腹斜筋	下 8 本の肋骨の外側縁およびその肋軟骨	腸骨稜の前 3 分の 2 の外唇、腱膜を形成し、白線で対側のものと融合する。下の遊離縁は上前腸骨棘と恥骨結節との間を結び、鼠径靱帯を形成する	下 6-7 対の胸神経および第 1 腰神経	体幹の屈曲、側屈および回旋
内腹斜筋	鼠径靱帯の外側 3 分の 2、腸骨稜の前側 3 分の 2 および胸腰筋膜	下 4 本の肋骨下縁、白線で対側のものと融合する腱膜板。鼠径靱帯から生じる筋は、鼠径鎌を形成する腹横筋と融合する	下 6-7 対の胸神経および第 1 腰神経	体幹の屈曲、側屈および回旋
腹横筋	鼠径靱帯の外側 3 分の 1、腸骨稜内唇の前 3 分の 2、胸腰筋膜および下 6 本の肋骨内面とその肋軟骨	内腹斜筋の腱膜と融合して腱膜板を形成し、最終的には白線に到達する	下 6-7 対の胸神経および第 1 腰神経	体幹の屈曲、側屈および回旋

体幹伸筋

表8.3

体幹の伸筋

筋	起始部	停止部	神経支配	動き
脊柱起立筋	棘突起およひ棘上靭帯 T11からL5、仙結節靱帯、腸骨稜後部			
腰腸肋筋	上記起始部から	下6本の肋骨	隣接した主枝	体幹の伸展、側屈および回旋
胸腸肋筋	下6本の肋骨	上6本の肋骨		
頚腸肋筋	上6本の肋骨	C4-C7の横突起		
胸最長筋	腰椎横突起	全胸椎の横突起および下10本の肋骨	隣接した主枝	体幹の伸展、側屈および回旋
頚最長筋	T1-T6の横突起	C2-C6の横突起		
頭最長筋	T1-T6の横突起およびC4-C7の関節突起	側頭骨の乳様突起		
胸棘筋	T11-L2の棘突起	T1-T6の棘突起	隣接した主枝	体幹の伸展、側屈および回旋
頚棘筋 頭棘筋	いずれも筋としてはほとんど発達しておらず、隣接する筋に融合している			

(つづく)

表8.3（つづき）

体幹の伸筋

筋	起始部	停止部	神経支配	動き
腰方形筋	腸腰靭帯、隣接する腸骨稜	第12肋骨、腰椎横突起	T12-L4の前枝	体幹の伸展および側屈
多裂筋	仙骨、腰椎乳頭突起、胸椎横突起および下4または5本の頚椎関節突起	筋線維が3層に並んで上方および内側に向かい、L5からC2の全椎骨の棘突起に付着する	隣接する主枝	体幹の伸展、側屈および回旋

頚部屈筋

表8.4

頚部の屈筋

筋	起始部	停止部	神経支配	動き
胸鎖乳突筋	胸骨柄前面および鎖骨の内側3分の1の上面	側頭骨の乳様突起および後頭骨上項線	隣接する神経（第11脳神経）	頚部の伸展、側屈および回旋
前斜角筋	C3-C6の横突起前結節	第1肋骨の斜角筋結節	C4、C5、C6の前枝	頚部の屈曲および側屈

頸部伸筋

表8.5

頸部の伸筋				
筋	起始部	停止部	神経支配	動 き
頭板状筋	項靭帯およびC7-T4の棘突起	側頭骨の乳様突起および隣接する上項線	C3、C4、C5の主枝	頸部の伸展、側屈および回旋
脊柱起立筋の頭最長筋	T1-T5の横突起およびC4-C7の関節突起	側頭骨の乳様突起		頸部の伸展および側屈

触知される骨標識点

頸部、胸部および腰部の棘突起。

頸部および胸部の横突起。

全肋骨。

測　定

可動域

体幹屈曲—腰椎

開始位置：患者は足を肩幅に開いて立たせる。手は太腿前部に軽く当てておく。

患者への指示："手を脚に沿ってできるところまで下ろしてください。"

終了位置：体幹を前に曲げ（屈曲）、手を太腿／脚に沿わせて下ろしたところ。

測定：巻尺を用いて、第3指の先端から床までの距離を測定する。患者の脊椎の可動域が大きいほど、この距離は短くなる。

測定　193

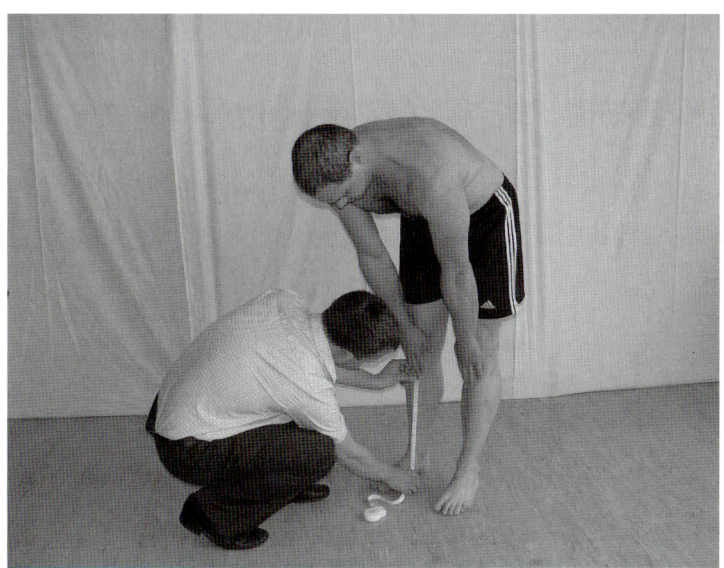

図8.1　巻尺を用いた体幹屈曲の測定

体幹伸展—腰椎

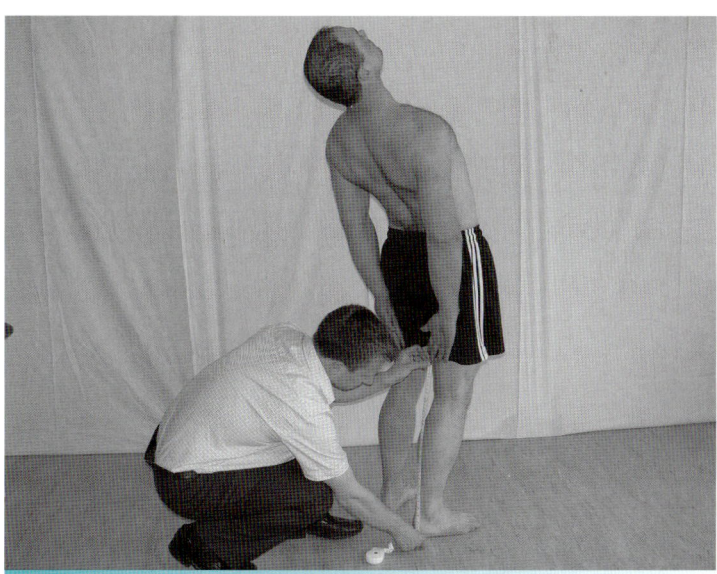

図8.2　巻尺を用いた体幹伸展の測定

開始位置：患者は足を肩幅に開いて立たせる。手は大腿後部に軽く当てておく。

患者への指示："手を脚に沿ってできるところまで下ろしてください。"

終了位置：腰椎を伸ばし（伸展）、手を太腿の裏に沿わせて下ろしたところ。

測定：巻尺を用いて、第3指の先端から床までの距離を測定する。患者の脊椎の可動域が大きいほど、この距離は短くなる。

体幹屈曲／伸展—腰椎

この検査は、修正Schober検査の名でも知られている。

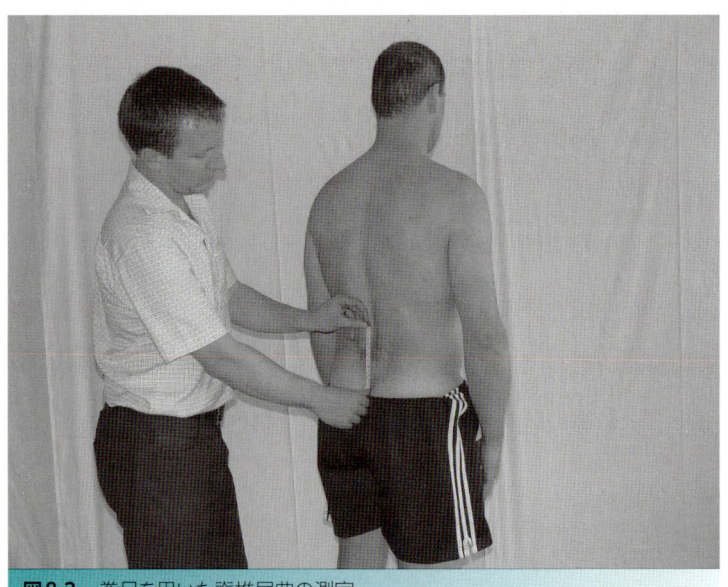

図8.3 巻尺を用いた脊椎屈曲の測定

開始位置：患者は足を肩幅に開いて立たせる。手は太腿前部に軽く当てておく。

測定：上後腸骨棘（PSIS）間に線を引く。巻尺を用いて、この線の10cm上と5cm下に印をつける。開始位置でまず測定する。

測 定

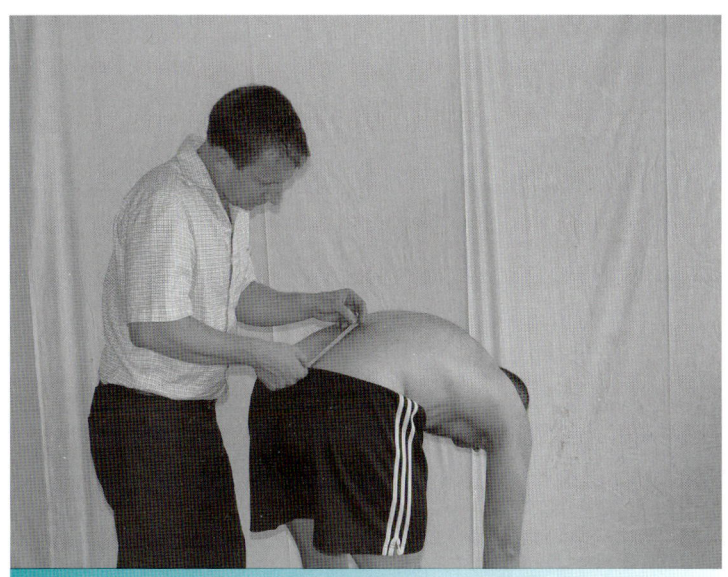

図8.4 脊椎屈曲の測定

患者への指示："手を脚に沿ってできるところまで下ろしてください。"
終了位置：体幹を前に曲げ（屈曲）、手を太腿／脚に沿わせて可動域限界まで下ろしたところ。

開始位置および可動域限界の測定を実施する。両測定値の差が腰椎屈曲の可動域である。この可動域が大きいほど、差が大きくなる。

体幹側屈

開始位置：患者は足を肩幅に開いて立たせる。手は大腿外側に軽く当てておく。

患者への指示："手を脚に沿ってできるところまで下ろしてください。"

終了位置：患者が側方に体幹を曲げ、その方向に手を脚の側面に沿わせて下ろしたところ。

測定：巻尺を用いて、第3指の先端から床までの距離を測定する。

トリック動作：体幹の屈曲または伸展。

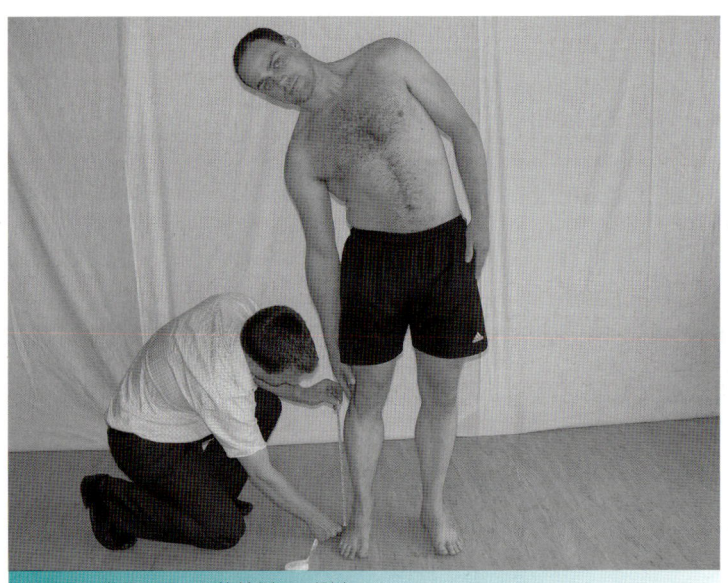

図8.5 巻尺を用いた体幹側屈の測定

対側への可動域も測定する。

メ モ

処置の記録

観察／振り返りチェックリスト

観察事項		はい/いいえ	摘要
自己紹介と スキルの準備	治療場所は枕、毛布、安全な環境など、患者を迎え入れる準備がきちんとできているか		
	療法士は自己紹介したか		
	患者はリラックスしていたか		
	露出や毛布などの掛け方は正しかったか		
	手順の説明はしたか		
	説明は簡潔で分かりやすかったか		
	同意は得たか		
スキルの実施	療法士は歩み寄っていたか		
	療法士は関節や他の重要な骨標識点を同定できたか		
	巻尺は正しい位置に合わせられたか		
	脊椎の可動域の目盛りは正しく読めたか		
当該手技の 安全かつ 効果的な実施	しかるべく注意を払いながら手順を進めたか		
当該スキルの 全体的な 出来栄えを評価	優秀		
	優		
	良		
	可		
	何とも言えない		
	不合格		

巻尺で測定する頚部屈曲

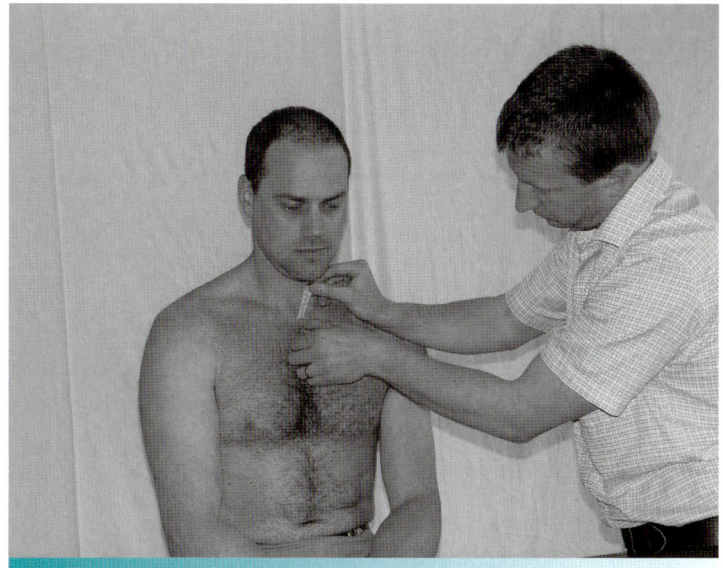

図8.6 巻尺を用いた頚部屈曲の測定

開始位置：患者は座位にさせ、頭部および頚部は解剖学的位置にしておく。

患者への指示："顎を胸に向かってできるところまで下げてください。"

終了位置：患者が頚部を可動域限界まで曲げたところ（頚部屈曲）。

測定：巻尺を用いて、顎の先端から胸骨上切痕までの距離（屈曲）を測定する。

トリック動作：口を開く。

傾斜計を用いた頚部屈曲測定

頚部測定システムは、頭部の大きさを問わず容易に調節することができる頭部用特殊装置よりなり、そこには傾斜計が位置を変えて2個と、コンパス式角度計1個が取り付けられている。いずれも、頚部屈曲／伸展、側屈および回旋を容易に測定することができるように頭部用装置に取り付けられているものである。

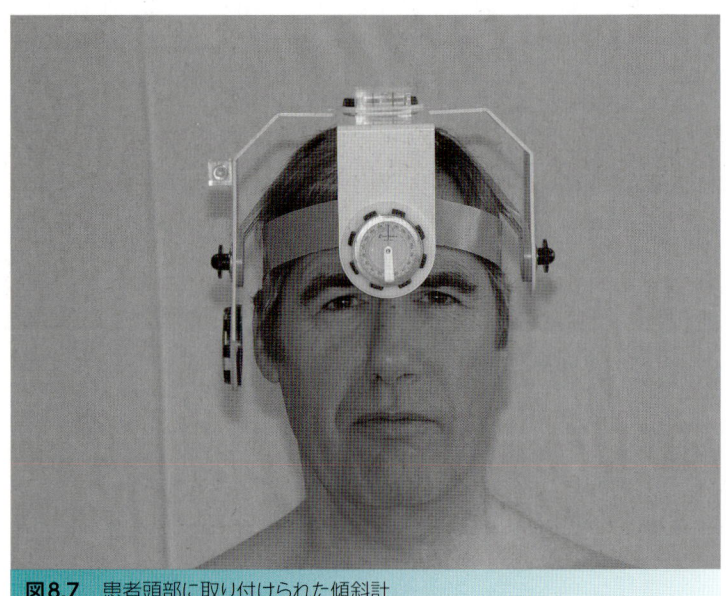

図8.7 患者頭部に取り付けられた傾斜計

開始位置：患者は座位にさせ、頭部および頚部は解剖学的位置にしておく。測定装置が水平な状態で患者の頭部に取り付けられていること、傾斜計の目盛りがゼロを指していることを確認する。

傾斜計で測定する頚部屈曲

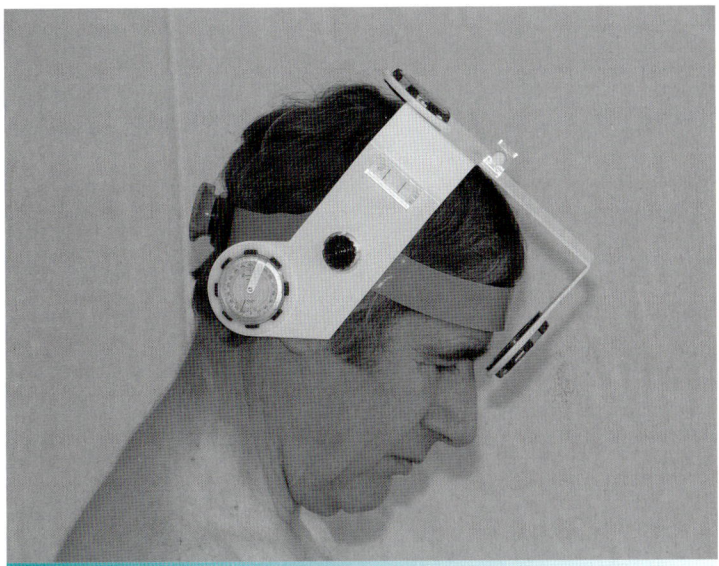

図8.8 傾斜計を用いた頚部屈曲の測定

開始位置：患者は座位にさせ、頭部および頚部は解剖学的位置にしておく。
患者への指示："顎を胸に向かってできるところまで下げてください。"
終了位置：患者が頚部を可動域限界まで（顎を胸部へ）曲げたところ。

巻尺で測定する頸部伸展

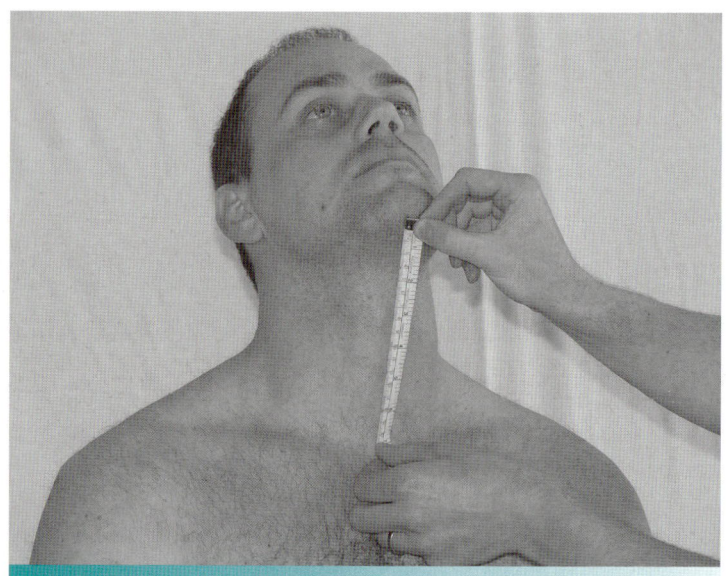

図8.9 巻尺を用いた頸部伸展の測定

開始位置：患者は座位にさせ、頭部および頸部は解剖学的位置にしておく。
患者への指示："できるところまで顔を上げて天井を見てください。"
終了位置：患者が頸部を可動域限界まで伸ばしたところ（頸部伸展）。
測定：巻尺を用いて顎の先端から胸骨上切痕までの距離（伸展）を測定する。
トリック動作：口を開く。

傾斜計で測定する頚部伸展

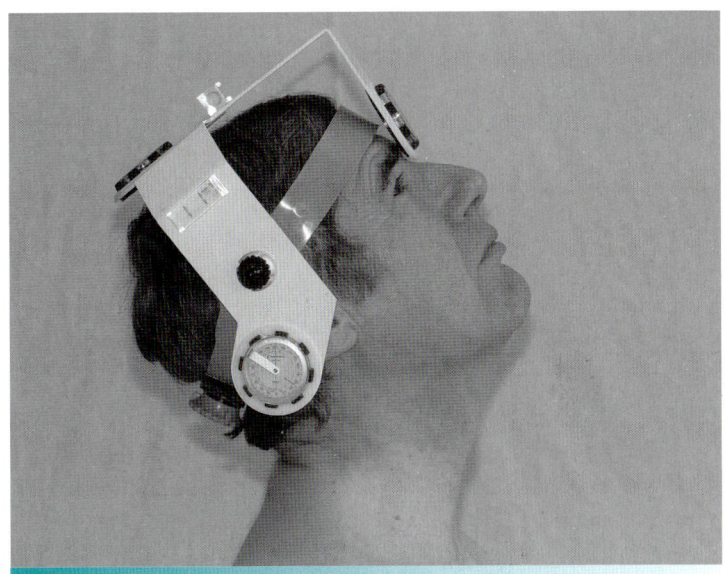

図8.10 傾斜計を用いた頚部伸展の測定

開始位置：患者は座位にさせ、頭部および頚部は解剖学的位置にしておく（図8.7を参照）。測定装置が水平な状態で患者の頭部に取り付けられていること、傾斜計の目盛りがゼロを指していることを確認する。

患者への指示："できるところまで顔を上げて天井を見てください。"

終了位置：患者が頚部を可動域限界まで伸ばしたところ。

巻尺で測定する頚部側屈

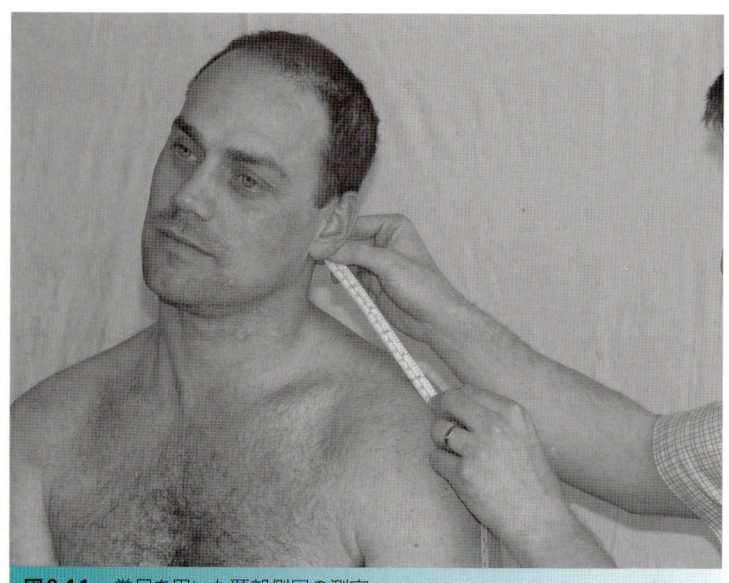

図8.11 巻尺を用いた頚部側屈の測定

開始位置：患者は座位にさせ、頭部および頚部は解剖学的位置にしておく。
患者への指示："耳をできるところまで肩に近づけてください。"
終了位置：患者が頚部を可動域限界まで横に曲げたところ（頚部側屈）。
測定：巻尺を用いて、乳様突起から肩峰突起までの距離（側屈）を測定する。
トリック動作：肩甲骨を耳に向けて上げる。

可動域は対側も測定する。

傾斜計で測定する頸部側屈

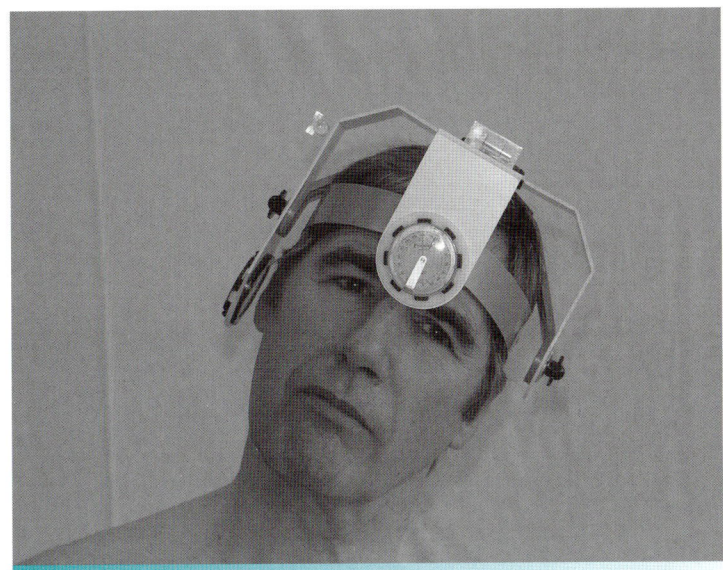

図8.12 頸部測定システムを用いた頸部側屈の測定

開始位置：患者は座位にさせ、頭部および頸部は解剖学的位置にしておく（図8.7を参照）。測定装置が水平な状態で患者の頭部に取り付けられていること、傾斜計の目盛りがゼロを指していることを確認する。

患者への指示："耳をできるところまで肩に近づけてください。"

終了位置：患者が頸部を可動域限界まで横に曲げたところ。

可動域は対側も測定する。

巻尺で測定する頚部回旋

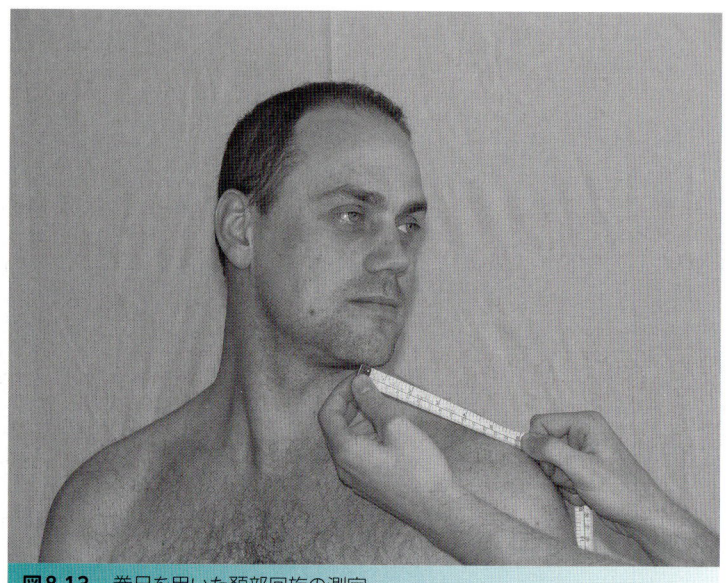

図8.13 巻尺を用いた頚部回旋の測定

開始位置：患者は座位にさせ、頭部および頚部は解剖学的位置にしておく。
患者への指示："顔だけでできるところまで左（右）後ろへ振り向いてください。"
終了位置：患者が頚部を可動域限界まで回旋させたところ。
測定：巻尺を用いて、顎の先端から肩峰突起までの距離（回旋）を測定する。
トリック動作：肩甲骨の挙上および突出またはそのいずれか。

可動域は対側も測定する。

コンパス式角度計を用いた頚部回旋測定

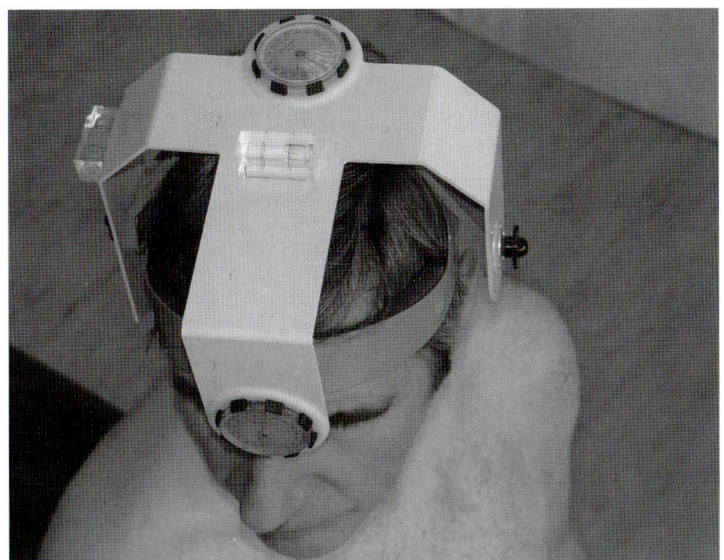

図8.14 傾斜計を用いた頚部回旋の測定

開始位置：患者は座位にさせ、頭部および頚部は解剖学的位置にしておく（図8.7を参照）。測定装置が水平な状態で患者の頭部に取り付けられていること、コンパス式角度計の目盛りがゼロを指していることを確認する。

患者への指示："顔だけでできるところまで左（右）後ろへ振り向いてください。"

終了位置：患者が頚部を可動域限界まで回旋させたところ。

可動域は対側も測定する。

メモ

処置の記録

呼吸器

第 **9** 章

解　剖　209
　　触知される骨標識点　209
　　筋　210
　　胸郭の関節　210
　　　胸骨結合　210
　　　胸肋関節　211
　　　靭帯　211
　　　肋骨肋軟骨連結　211
　　　軟骨間関節　211
　　　肋横突関節　212
　　　靭帯　212

　　　肋椎関節　212
　　　靭帯　213
測　定　213
　　胸郭拡張　213
　　呼吸機能　216
　　　FEV_1 および FVC　216
　　　最大呼気流量（PEFR）　218

解　剖

1. 胸郭を構成する骨は互いにつながり合って、硬いながらもやや可動性のある胸郭を形成している
2. 肋骨と脊柱とが後方で、肋骨と胸骨とが前方で連結されており、これにより呼吸時に必要な可動性がもたらされる
3. 筋の活動により、肋骨が動いて胸郭の前後径および横径が変化する
4. 主な呼吸筋には、横隔膜および肋間筋がある

触知される骨標識点

　　胸郭部の棘突起、胸郭横突起、肋骨、胸骨柄、胸骨および剣状突起。

筋

表9.1

吸筋（横隔膜および肋間筋）				
筋	起始部	停止部	神経支配	動き
横隔膜	左右の脚、内側および外側の弓状靭帯、下6本の肋骨および肋軟骨の内面および剣状突起	中心腱	左右の横隔神経 C3、4、5	主要な吸気筋 下方の肋骨は上方および外向きに動く。上方の肋骨は胸骨を前方に押し、静脈血およびリンパ液の還流を促す
肋間筋：			隣接する肋間神経の前主枝	下位の肋骨を上位の肋骨に向けて挙上、吸気硬い腔を作り出し、そこに横隔膜が作用する
外肋間筋	上にある肋骨の下縁	下にある肋骨の上縁		
内肋間筋	上にある肋骨の肋骨溝	下にある肋骨の上縁		
最内肋間筋	隣接する肋骨の最内面間を走る			

胸郭の関節（前から後ろへ）

胸骨結合

胸骨柄体結合

1. 二次軟骨性の連結である
2. 胸骨柄の下面と胸骨体の上面との連結である
3. 2つの骨が対立する面は、硝子軟骨の薄い膜で覆われ、その間には線維軟骨板がある
4. わずかな（7°）動きが可能であり、吸気時には、胸骨柄と胸骨体との間の鈍角に減少がみられる

5. 縦方向の線維帯および隣接する(放射状)胸肋靱帯によって、前後が強化されている

胸骨剣軟骨結合

1. 二次軟骨性の連結である
2. 剣状突起と胸骨体との連結である
3. 剣状突起は不規則な形状をした軟骨である
4. 線維被膜によって全方向から支えられている
5. 軟骨性であり、結合部において剣状突起の柔軟性もある程度ある

胸肋関節

1. 第1から第7肋骨の肋軟骨の内側端と胸骨との関節である
2. 第1肋軟骨と胸骨との関節は一次軟骨性の関節である
3. それ以外の関節は滑膜性である
4. 線維性被膜に覆われている

靱帯

表9.2

靱帯		
靱帯	起始部	停止部
前(放射状胸肋)靱帯	肋軟骨内側端から	3本の帯が胸骨前面に入り、上方、水平方向および下方に伸びる
後(放射状胸肋)靱帯	肋軟骨内側端から	3本の帯が胸骨後面に入り、上方および水平方向に伸びる

肋骨肋軟骨連結

1. 一次軟骨性の連結である
2. 肋骨の前粗端と肋軟骨外側端との連結である
3. 軟骨膜に覆われ、肋骨の骨膜につながっている
4. 肋骨の結合部の軟骨がわずかに曲がるのみである
5. ただしこの軟骨は、胸骨をややひねる動きを見せることがある

軟骨間関節

1. 第8、第9および第10肋骨の肋軟骨の先端と、その上の軟骨の下縁との関節である

2. 第8および第9肋骨の関節は滑膜性であるのに対して、第10肋骨の関節は線維性関節である
3. 関節は線維性被膜に覆われている
4. 斜靱帯によって前後が強化されている
5. わずかな滑走運動をおこす

肋横突関節

1. 滑膜性の関節である
2. 先端近くにある椎骨の横突起の関節面と、肋骨結節の後内側面の楕円形面との連結である
3. 薄い線維性被膜が関節を完全に覆っている
4. 下方の関節では、ある平面がもうひとつの平面に対して滑動および回旋する
5. 上方の関節では、関節面が湾曲しており、回旋する

靱　帯

表9.3

靱　帯		
靱　帯	起始部	停止部
外側肋横突靱帯	横突起先端	肋骨結節の粗い外側部
肋横突靱帯	肋骨頸の背面	横突起の前方
上肋横突靱帯	肋骨―前方および後方の帯	上方の椎骨横突起の下面

肋椎関節

1. 滑膜性の関節である
2. 肋骨頭の関節面と、対応する椎骨の上縁にある肋骨窩と、上方の椎骨の下縁にある小さい方の肋骨窩との連結である
3. 肋骨頭稜は、介在椎間板の後外側にあるわずかな陥没とつながっている
4. 関節内靱帯がこの関節裂隙を完全に分けている
5. 緩みのある線維性被膜が関節を覆っている

靱帯

表9.4

靱 帯		
靱 帯	起始部	停止部
放射状肋骨頭靱帯	肋骨頭前から	3本の帯が上方の椎体で停止し、水平に椎間板へ、下方の椎体の下方へ

測 定

胸郭拡張

開始位置：患者は安全な座位または立位にさせ、両腕は体側に沿わせておく。

用意するもの：柔らかい巻尺と、表面に印をつけるためのペン。

上部の測定

1. 腋窩に沿って巻尺を胸壁に巻きつけ、巻尺がねじれていないこと、前後とも平行であることを確認する

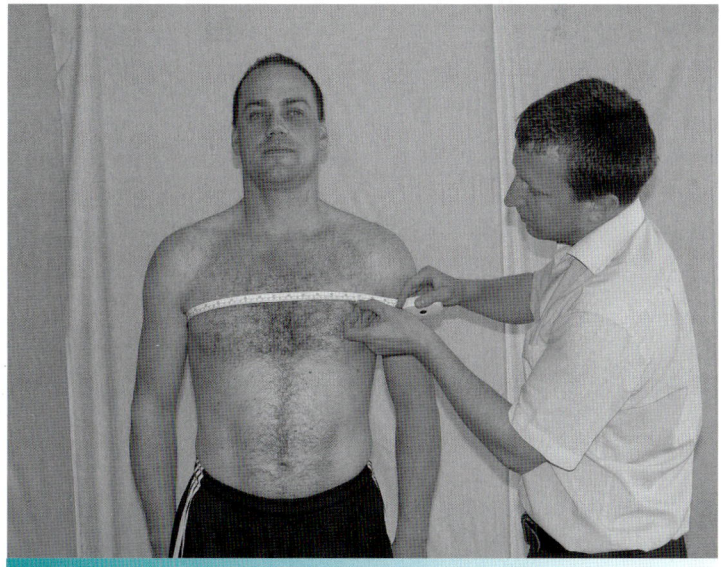

図9.1 巻尺を用いた上部胸郭拡張の測定

2. テープの位置がわかるように、よく見える印を体につける
3. 完全呼出時の測定をする
4. 巻尺はそのままの位置で、患者にできるだけ大きく息を吸うように言う
5. 完全吸入時の測定をする
6. 差を算出する
7. 同じ印のところで、上記3から5をあと2回、呼出時および吸入時それぞれ3回ずつ測定する

下部の測定1

1. 胸骨の剣状突起に沿って巻尺を胸壁に巻きつけ、巻尺がねじれていないこと、前後とも平行であることを確認する
2. テープの位置がわかるように、よく見える印を体につける
3. 呼出時の測定をする
4. 巻尺はそのままの位置で、患者にできるだけ大きく息を吸うように言う
5. 完全吸入時の測定をする
6. 差を算出する
7. 同じ印のところで、上記3から5をあと2回実施し、呼出時および吸入時それぞれ3回ずつ測定する

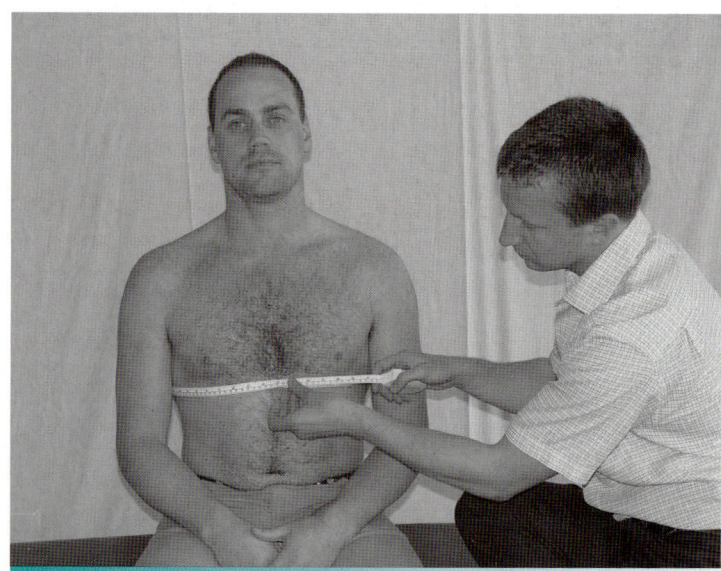

図9.2 巻尺を用いた下部胸郭拡張の測定

下部の測定2

1. 胸骨の剣状突起に沿って巻尺を胸壁に巻きつけ、巻尺がねじれていないこと、前後とも平行であることを確認する
2. テープの位置がわかるように、よく見える印を体につける
3. 呼出時の測定をする
4. 巻尺はそのままの位置で、患者にできるだけ大きく息を吸うように言う
5. 完全吸入時の測定をする
6. 差を算出する
7. 同じ印のところで、上記3から5をあと2回実施し、呼出時および吸入時それぞれ3回ずつ測定する

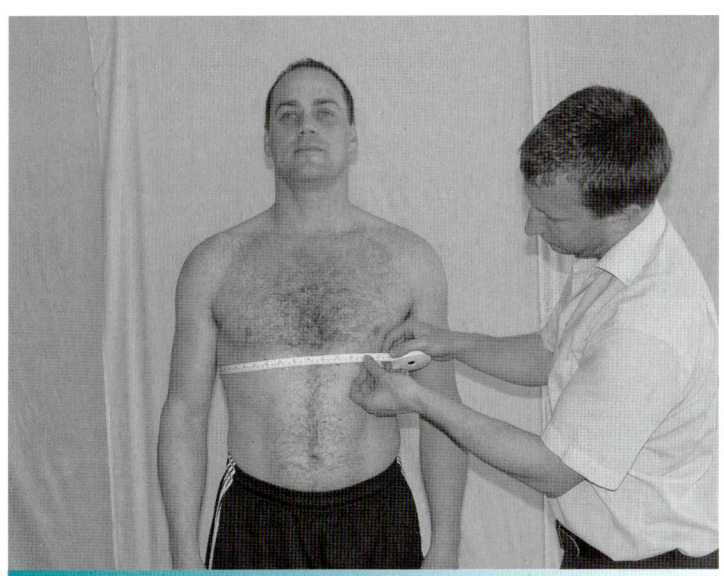

図9.3 巻尺を用いた下部胸郭拡張の測定

呼吸機能
FEV_1 および FVC (AARC 1996)
(1秒量および努力肺活量)

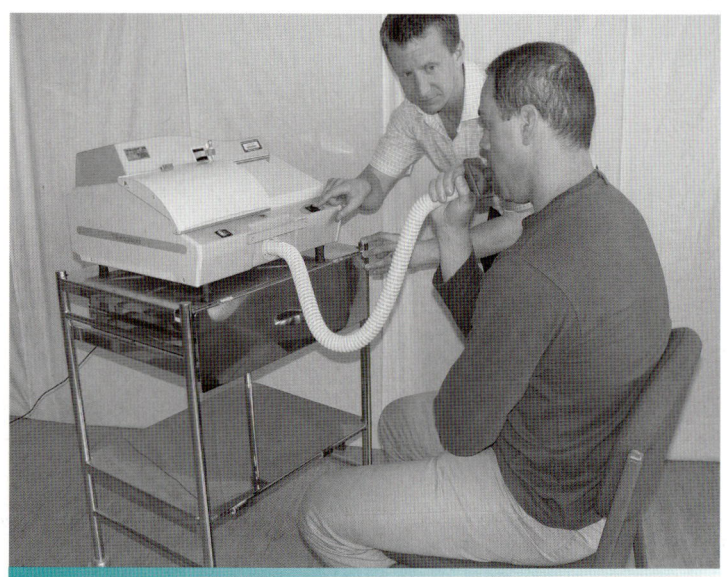

図9.4 バイタログラフを用いた FEV_1 および FVC の測定

用意するもの
- マウスピース
- フィルタ
- 肺活量計
- ノーズクリップ(あれば)

患者の準備：患者の身長および体重を測定する。禁忌の有無を常に確認する。この検査の目的と、どのような検査であるかを患者に説明する。肺活量計の近くに安全で落ち着いて座れる椅子を置き、患者を座らせる。

指示：肺活量計（バイタログラフ）には新しいマウスピースおよびフィルタが取り付けられていることを確認する。これは交差感染を回避する上で重要である。

チャート用紙を用紙入れに正しく（上下逆さまにしない）セットする。針をスタート位置に置き、チャートの右上の角に印をつける。

患者にできるだけ大きく（完全吸入まで）息を吸い、マウスピースを唇でしっかりとくわえて、マウスピースに向かって息をできるだけ強く速く、吐く息がなくなるまで息を吐くように言う。

患者がマウスピースに向かって息を吐き始めるとすぐに、測定者が記録スイッチを押して機械による記録を開始する。用紙が左から右に送られ、それに沿って針が線を描いていく。

記録が完全に終わるまで、患者は息を吐き続けなければならない。患者には、検査の6、7秒間にわたって息を吐き続けるよう強く促さなければならない。患者はマウスピースを舌でふさがないようにし、硬いチューブであれば、歯はマウスピースの外側に当てておく。

操作者は患者を常に観察し、きちんと検査できていることを確認する。

これを3回実施し、測定者が患者の図を見てFEV_1およびFVCを算出する。

禁忌：喀血、気胸、不安定な心血管状態、動脈瘤、眼科手術から日が浅い、急性の体調不良、胸郭または腹部の手術から日が浅い、妊娠中。

引用文献

AARC 1996 Clinical practice guidelines. Respiratory Care 41: 629-636

最大呼気流量(PEFR)

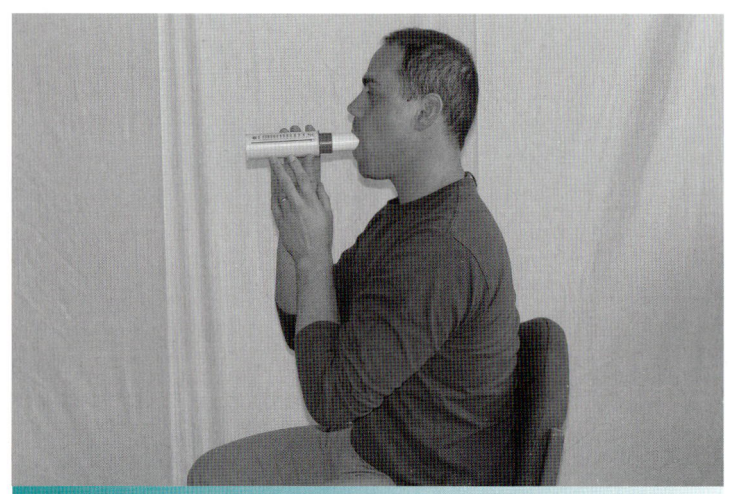

図9.5 ピークフローメーターを用いた最大呼気流量(PEFR)の測定

用意するもの

- ピークフローメーター（一人用）
- マウスピース
- フィルタ（必要であれば）

患者の準備： 検査の目的と、どのような検査であるかを患者に説明する。安全で落ち着いて座れる椅子を用意して、患者を座らせる。

指示： 患者が院内の備品を用いる場合には、ピークフローメーターに新しいマウスピースおよびフィルタを取り付ける必要がある。これにより、交差感染を回避することができる。

　患者には、できるだけ大きく息を吸い（完全吸入）、唇でマウスピースをしっかりとくわえて、息が漏れないようにさせる。硬いチューブであれば、歯はピークフローメーターの外に当てておき、舌でマウスピースをふさがないようにさせる。それから、声門を開いた状態で、ピークフローメーターに向かって息を勢いよく一気に吹きかける。息を吹きかけるのは1秒間で終わってよい。操作者は患者を常に観察し、きちんと検査できていることを確認する。

　検査として妥当といえる息吹きを少なくとも3回実施し、そのうちの最大の値を記録する。ポインターは1回ごとにゼロに戻す。

疼痛の視覚的アナログ尺度

付録 1

　視覚的アナログ尺度（VAS）は、医療現場で疼痛を測るのに広く用いられている手段である。臨床では数値的評価スケール（NRS）と並んで1970年代後半から用いられており、今なお理学療法の疼痛転帰を測る主要尺度のひとつとなっている。

　VASは単純で、長さ10cmの縦または横の線の上に印をつけることによって、患者本人がその時点で感じている疼痛の大きさを示すものである。左端のAが無痛、右端のBが想像しうるなかで最大の疼痛を示す。測定者は、左端のAから患者が印をつけたところまでの長さを測る。患者の疼痛が小さいほど、VASの点数も小さくなる。

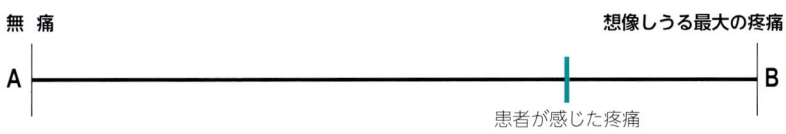

図A.1 10cmの視覚的アナログ尺度（VAS）

数値的評価スケール

　こちらも疼痛を測る手段である。患者には、自身のその時点での疼痛を数字〔通常は0-10点（11段階）または0-20点（21段階）〕で表すように言う。最小と最大の点はそれぞれ、0点が「無痛」、10点または20点が「起こりうるなかで最大の疼痛」を表す。

参考書・関連書

Lundeberg T, Lund I, Dahlin L et al 2001 Reliability and responsiveness of three different pain assessments. Journal of Rehabilitation and Medicine 33:279-283

Litcher-Kelly L, Martino SA, Broderick JE, Stone AA 2007 A systematic review of measures used to assess chronic musculoskeletal pain in the clinical and randomized controlled clinical trials. Journal of Pain 8(12):906-913

付録 **2-1** 理学療法における測定器具の信頼性と妥当性を評価する研究の要約

角度計

表A.1

研　究	研究の目的	被験者数	方　法	研究成績
Armstrongら (1998)	肘および前腕の可動域測定の検査者内、検査者間および装置間の各信頼性を評価する。装置間信頼性については、万能角度計を電子角度計および機械的回転測定装置と比較する。	肘、前腕または手首の損傷に対して手術を受けた被験者38例が参加。被験者1例につき検査者5名が測定を実施。	肘の屈曲および伸展と、回内および回外について、標準化されたテスト法を用い、テスト順は無作為に測定。	どの測定器具も、自動的な肘の屈曲および伸展ならびに回内および回外において検査者内信頼性の級内相関係数(ICC)が高く、ICCが0.89を超えた割合は60か57。肘の屈曲および伸展の測定値の検査者間信頼性のICCは、万能角度計が中程度で電子角度計が高かった。回内および回外については、どの測定器具も級内相関係数が高かった。著者らは、同じ検査者が同じ測定器具を用いて測定を繰り返しているため測定誤差は小さいとしての結論を導いている。
Bierma-Zeinstraら (1998)	電子傾斜計および2アーム式角度計で股関節運動を測定し、その値の信頼性を比較する。	健常被験者9例が参加。医療教育を受けた観察者10名が両器具で股関節測定を実施。	観察者内変動を検討するため、1名の観察者が被験者9例のさまざまな股関節の運動を両器具で10回連続して測定。	両器具とも股関節運動の観察者内変動はおおむね等しかった。著者らは、股関節運動の測定においては電子傾斜計の方が信頼できるが、股関節の運動全体では、1名の観察者が用いれば2アーム式角度計も同じく正確であるとの結論を導いている。

(つづく)

表A.1（つづき）

研　究	研究の目的	被験者数	方　法	研究成績
			観察者間変動を検討するため、観察者10名が被験者9例の股関節運動を2種類の器具を用いて測定。	
Brosseauら (2001)	膝の動きに制限のある被験者の能動的な膝の屈曲および伸展を測定する。万能角度計（UG）および平行四辺形角度計（PG）で検査者内および検査者間の信頼性を検討する。両角度計の基準関連妥当性を検討する。目測の基準関連妥当性を検討する。	膝に傷害のある被験者60例が参加。	検査者1が膝の屈曲および伸展の能動的可動域（AROM）を視覚的に推定。次に、屈曲および伸展のAROMをUGおよびPGを用いて測定。膝関節運動のX線像も撮影。記録者が測定値を照合。次に検査者2が同じ測定を実施し、それを記録者が再び照合。両検査者が同じ測定をもう一度実施。	UGの検査者内信頼性は、級内相関係数（ICC）にて屈曲が0.997、伸展は0.972から0.985。PGの検査者内信頼性は、ICCにて屈曲が0.996、伸展は0.953から0.955。UGの検査者間信頼性は、ICCにて屈曲が0.926から0.977、伸展は0.893から0.926。PGの検査者内信頼性は、ICCにて屈曲が0.956から0.970、伸展は0.856から0.898。

測定器具の信頼性と妥当性

Croxfordら (1998)	万能角度計（UG）および目測（VE）による能動的足背屈の検査者間変動、測定誤差および併存的妥当性を検討する。	経験を積んだ理学療法士12名を無作為に選び研究に参加。	参加者12名はそれぞれが、健常被験者の完全足背屈角度を測定。まず目測により足関節の背屈を評価し、次にマスキングした万能角度計を用いて測定。記録者がその目盛りを読んで記録。	目測の検査者間変動は角度計の2倍であった（変動係数はVEが69%、UGが35%）。測定誤差はVEが111°、UGが55°。この研究の検査者は標準の測定プロトコルを用いていない。この著者らは、治療者は角度計を用いて標準の測定プロトコルに則って関節の可動域を測定する必要があるとの結論を導いている。
GajdosikとBohannon (1987)	四肢の角度計による測定の信頼性および妥当性に関する文献レビューを目的とする。		この著者らは信頼性を定義して、文献を見直し、器具と測定手順、受動的測定、能動的測定、検査者内と検査者間の測定値および角度計による測定の妥当性を考察している。	この著者らは、治療者は標準の検査法を用いる必要があり、可動域測定のみであるとして、角度計による結果を解釈して記録する必要があるとの結論を導いている。

（つづく）

表A.1(つづき)

研究	研究の目的	被験者数	方法	研究成績
Holmら (2000)	骨関節症(OA)患者を対象に、股関節の可動域(ROM)の角度計による測定値および目測の信頼性を検討する。	股関節OA患者25例が参加し、2回にわたって股関節運動の測定を実施。	常勤の理学療法士5名を検査者として、これを3チームに分けた。角度計を用いて、股関節の全運動(屈曲、伸展、外転、内転、内旋、外旋)を2回にわたって測定。整形外科医が股関節の運動を視覚的に評価。	同一チーム内では1回目と2回目との間に有意差はなかった。角度計による測定と目測とはかなり一致していた。
Jordan (2000)	頚椎可動域(ROM)を臨床現場で測定する手段の信頼性を評価する。		この論文は、頚椎ROMを測定する手段の体系的レビューである。この著者らは論文21報をレビューし、表にまとめている。	
LaStayo とWheeler (1994)	受動運動による手関節の屈曲および伸展の角度測定を尺側、橈側および掌／背側それぞれについて実施し、同じであるかどうかを	患者(受診者)141例が参加し、米国内8カ所の施設の療法士32名が検査。施設ごとに。	検査者1が受動運動による被験者の手関節の屈曲および伸展をマスキングした152cmの角度計を用いて測定。	屈曲測定の検査者内信頼性は、橈側、尺側および背側がそれぞれ級内相関係数(ICC)にて0.86、0.87および0.92。伸展測定の検査者内信頼性は、

	明らかにする。上記3通りの測定のうち、検査者内信頼性および検査者間信頼性が最も高いものを明らかにする。	検査者が無作為化により2名1組となり被験者を測定。	記録者が目盛りを読んで記録。30-60秒待って同じ検査者がもう一度測定。2-3分待って検査者2が同じ測定を2回実施し、その結果を記録者が記録。	背側がそれぞれICCにて0.80、0.80および0.84。屈曲測定の検査者間信頼性は、橈側、尺側および背側がそれぞれICCにて0.88、0.89および0.93。伸展測定の検査者間信頼性は、橈側、尺側および背側がそれぞれICCにて0.80、0.80および0.84。この著者らは、全体的な結果から3通りの方法それぞれの間に差が認められたとの結論を導いている。
Sabariら (1998)	座位および仰臥位で肩関節の屈曲および外転の能動的可動域 (AROM) および受動的可動域 (PROM) を角度計で測定し、その差を検討する。	17-92歳の30例が参加。	被験者1例につき、座位および仰臥位で肩関節の屈曲および外転のAROMおよびPROMを測定 (計8回)。検査者が角度計を測定部位に当て、助手が目盛りを読んでデータを記録。	級内相関係数 (ICC) は0.94から0.99であり、仰臥位または座位で肩関節の屈曲および外転のAROMおよびPROMを測定する場合、評価者内信頼性はきわめて高いことがわかった。

(つづく)

表A.1（つづき）

研究	研究の目的	被験者数	方法	研究成績
Watkinsら (1991)	膝の屈曲および伸展の受動的可動域（PROM）の角度測定について、検査者内信頼性および検査者間平行検査信頼性を検討する。	患者43例（50膝）を対象に、療法士14名が院内で測定を繰り返し実施。	検査者1は膝の屈曲および伸展のPROMの目測し、その結果が記録者が記録。	角度計により得られた測定値の検査者内信頼性の級内相関係数（ICC）は、膝屈曲が0.99、膝伸展が0.98。
	膝の屈曲および伸展の角度測定および目測について、検査者内平行検査信頼性を検討する。		マスキングした12.7cmの角度計を用いて被験者の膝の受動的な屈曲および伸展を測定して記録。	角度計により得られた測定値の検査者間信頼性のICCは、膝屈曲が0.90、膝伸展が0.86。
	膝の屈曲および伸展の角度測定および目測について、検査者間平行検査信頼性を検討する。		検査者2も同じ順に同じ6項目の測定を実施し、その結果を記録者が記録。	角度計および目測の検査者内平行検査信頼性のICCは、膝屈曲が0.93、膝伸展が0.94。
	膝の屈曲および伸展の目測について、検査者間信頼性を検討する。			角度計および目測の検査者間平行検査信頼性のICCは、膝屈曲が0.86、膝伸展が0.82。
				目測の検査者間信頼性のICCは、膝屈曲が0.83、膝伸展が0.82。
Williamsと Callaghan (1990)	理学療法士を経験のあるグループとそうでないグループにつけ、目測と3種類の角度計とによる関節角度評価の出来を比較する。	理学療法士資格取得者22名を2グループ（日常的に可動域を測定しているグループとの頻度が低いグループ）	各グループの理学療法士が、肩屈曲可動域を視覚的に評価した後、肩屈曲可動域を3種類の角度計で1回測定。	経験のあるグループは目測の平均が106.36°、角度計(i)が102.27°、(ii)が101.36°、(iii)が104.27°。経験の浅いグループは目測の平均が103.36°、角度計(i)が105°、(ii)が101.81°、(iii)が102.63°。

			この著者らは、熟練者であれば、目測も妥当性の高い方法であり、角度計が余計であることもあるとの結論を導いている。
Youdasら (1993)	万能角度計(UG)で得られた足背屈(ADF)および足底屈(APF)の能動的可動域(AROM)測定値の検査者内信頼性を評価する。 目測(VE)およびUGで得られたADFおよびAPFのAROM測定値の検査者間信頼性を評価する。 VEおよびUGでの同じ検査を実施し、同一被験者に対して測定を繰り返し検査者内平行検査信頼性を検討する。	足関節に主訴をもつ患者38例の45足関節の測定を実施。	理学療法士10名がVEおよびUGによる測定を実施。 どの療法士も被験者9例を測定し、残る9名の療法士それぞれと組になる。 療法士1はADFおよびAPFのAROMを目測して記録。その後マスキングしたUGを用いてADFおよびAPFのAROMをそれぞれ2回ずつ測定。その際、独自の測定プロトコルを用いてもよいこととした。 次に療法士2が6項目の測定を同じ順で実施し、記録者が全項目の値を照合。	UGにより得られた測定値の検査者内信頼性を級内相関係数(ICC)で表すと、ADFが0.64から0.92、APFが0.47から0.96。 UGにより得られた測定値の検査者間信頼性をICCで表すと、ADFが0.28、APFが0.25。 VEのICCはADFが0.34、APFが0.48。UGおよびVEで得られた平行検査信頼性のICCは、ADFが0から0.94、APFが0から0.86。 この著者らは、足関節のAROMを繰り返し測定する際には、療法士は角度計を用いる必要があるとの結論を導いている。

(つづく)

表A.1（つづき）

研　究	研究の目的	被験者数	方　法	研究成績
Youdasら (1992)	年齢の範囲が90年にまたがる多数の健常志願者を対象に、頸部可動域(CROM)測定器を用いて頸部の能動的可動域(AROM)の正常値を明らかにする。	11歳から97歳の健常志願者337例（男性166例、女性171例）が参加。全体として、14例のみであった90-97歳のグループを除き、各グループの被験者数は40例。理学療法士5名により測定を実施。	CROMを用いた頸部AROMの測定値について検査者内信頼性を検討するため、検査者5名それぞれが健常被験者6例のAROMを繰り返し測定。被験者1例につき頸部の屈曲、伸展、左右側屈および左右回旋をそれぞれ3回実施。被験者は同じ動きを繰り返し、6つの測定項目を2セット実施。CROMを用いた頸部AROMの検査者間信頼性を検討するため、健常志願者20例が参加。各被験者の6方向の頸部AROM運動を検査者3名が数分間おきに同じ器具を用いてそれぞれに測定。	検査者内信頼性は頸部屈曲が普通(ICC＝0.76)、頸部伸展がきわめて良好(ICC＝0.94)であり、右側屈(ICC＝0.86)、左側屈(ICC＝0.85)、左回旋(ICC＝0.84)および右回旋(ICC＝0.80)は良好であった。検査者間信頼性は頸部屈曲がきわめて良好(ICC＝0.90)、頸部伸展(ICC＝0.83)、左右側屈（それぞれICC＝0.89および0.87）および右回旋(ICC＝0.82)は良好、左回旋は不良(ICC＝0.66)であった。この著者らは、10歳年をとるごとに頸部伸展のAROMが約5°、残る4項目のAROMは3°減少するとの結論を導いている。

参考文献

Armstrong AD, MacDermid JC, Chinchalker S, Stevens RS, King GJW 1998 Reliability of range-of-motion in the elbow and forearm. Journal of Shoulder and Elbow Surgery 7(6):573-580

Bierma-Zeinstra SMA, Bohnen AM, Ramial R et al 1998 Comparison between two devices for measuring hip joint motion. Clinical Rehabilitation 12(6):497-505

Brosseau L, Balmer S, Tousignant M et al 2001 Intra- and inter-tester reliability and criterion validity of the parallelogram of universal goniometers for measuring maximum active knee flexion and extension of patients with knee restriction. Archives of Physical and Medical Rehabilitation 82(3):396-402

Croxford P, Jones K, Barker K 1998 Inter-tester comparison between visual estimation and goniometric measurement of ankle dorsiflexion. Physiotherapy Theory and Practice 14(2):107-113

Gajdosik RL, Bohannon RW 1987 Clinical measurement of range of motion: review of goniometry emphasizing reliability and validity. Physical Therapy 67(12):1867-1872

Holm I, Bolstad B, Lütken T et al 2000 Reliability of goniometric measurements and visual estimates of hip ROM in patients with osteoarthrosis. Physiotherapy Research International 5(4):241-248

Jordan K 2000 Assessment of published reliability studies for cervical spine range-of-motion measurement tools. Journal of Manipulative and Physiological Therapeutics 23(3):180-195

LaStayo PC, Wheeler DL 1994 Reliability of passive wrist flexion and extension goniometric measurements: a multicenter study. Physical Therapy 74(2):162-176

Sabari JS, Maltzev I, Lubarsky D et al 1998 Goniometric assessment of shoulder range of motion: comparison of testing in supine and sitting positions. Archives of Physical Medicine and Rehabilitation 79(6):647-651

Watkins MA, Riddle DL, Lamb RL et al 1991 Reliability of goniometric measurements and visual estimates of knee range of motion obtained in a clinical setting. Physical Therapy 71(2):90-98

Williams JG, Callaghan M 1990 Comparison of visual estimation and goniometry in determination of a shoulder joint angle. Physiotherapy 76(10):655-657

Youdas JW, Bogard CL, Suman VJ 1993 Reliability of goniometric measurements and visual estimates of ankle joint active range of motion obtained in a clinical setting. Archives of Physical Medicine and Rehabilitation 74(10):1113-1118

Youdas JW, Garrett TR, Suman VJ, Bogard CL, Hallman HO, Carey JR 1992 Normal range of motion of the cervical spine: an initial goniometric study. Physical Therapy 72(11):770-780

表A.2 尺：四肢／関節周径

研究	研究の目的	被験者数	方法	研究成績
Kargesら (2003)	浮腫（リンパ浮腫）および非浮腫の上肢を対象に、周囲測定値から計算した量および水置換量の同時妥当性を明らかにする。	便宜的サンプルとして上肢リンパ浮腫と診断された女性14例が参加。	参加者には：体積計への上肢の正しい入れ方を説明。体積計からあふれた水を収集してその量を上肢水置換量として記録。もう一度体積測定を実施し、その際は手をMCP関節まで水に入れた。あふれた水を指の体積として記録。上肢の体積から指の体積を差し引くことによって、上肢から指までの水置換量を求めた。標準の巻尺を用いて周囲測定を実施。指MCP関節、母指MCP関節手関節および手関節から近位方向へ4cm刻みで測定し、最後に肘関節を測定。上腕骨中央と腋窩との間を測定の最近位点とした。以上の測定値からデータをコンピュータに入力し、円錐台の公式で体積を算出。	体積の計算値（周囲測定値）と水置換量との級内相関係数（ICC）は0.99。この著者らは、体積測定の計算値の信頼性は、水置換量の測定値の信頼性と同程度であるとの結論を導いている。体積の計算値および水置換量は、体積差の点でも左右差の点でもよく相関していた。

測定器具の信頼性と妥当性

	目的	対象	方法	結果
Labsら (2000)	下腿周径の評価について、巻き取り式メジャーで繰り返し測定した値の信頼性を光電子式体積計の測定値と比較する。	健常志願者30例が参加。	被験者は中腰で股関節および膝関節を屈曲させ、足をフットレストに乗せる。巻き取り式メジャーおよび光電子式体積計を用いて、下腿中央および足関節の高さの周囲を3回ずつ測定。対側の脚も同手順で測定。	巻き取り式メジャーでの測定も光電子式体積計による測定も、きわめて信頼性の高い方法である。
Soderbergら (1996)	前十字靱帯（ACL）再建術の回復期にある患者を対象に、下腿周径測定の検査者内および検査者間の信頼性を明らかにする。	術後数カ月の回復期の被験者9例が参加。理学療法士3名が測定。	被験者は仰臥位させ、膝を完全伸展させておく。両下肢について、膝関節線の15cm下、関節線上、関節線の5cm、10cmおよび15cm上と、大腿中央の周囲を測定。測定者3名は、両下肢それぞれの6カ所の肢囲を同一日に2回測定。	検査者内級内係数（ICC）は、術側も対側も全測定部位とも高い値（0.82–1.0）となった。検査者間ICCは0.72から0.97。この著者らは、術後回復期にある膝ACL不全患者の肢周囲径は、理学療法士が高い信頼性で測定することができるとの結論を導いている。

（つづく）

表A.2（つづき）

研究	研究の目的	被験者数	方法	研究成績
Taylorら(2006)	上肢体積測定について、周囲測定および水置換法の信頼性および妥当性を評価する。	女性被験者66例を3グループに割り付け。評価者2名が各被験者を測定。	グループ1(25例)は対照群。グループ2(22例)は腕のリンパ浮腫とは診断されていない乳癌グループ。グループ3(19例)は乳癌手術後で腕のリンパ浮腫であると診断。評価者2名が巻尺を用いて各被験者の指先および解剖学的標識点からの距離にあたる部位を測定するほか、水置換法により測定。	巻尺で測定した指先から30-60cmの肢位については、評価者2名の評価者間信頼性が0.98-0.99。骨標識点3ヵ所(手関節の茎状突起、肘頭および肩峰)の肢位計5ヵ所の評価者間信頼性は0.97-0.99。この著者らは、この研究が、解剖学的標識点を元に測定した腕周径は、腕の体積の測定値として信頼でき、かつ妥当であることを示すものであるとの結論を導いている。

参考文献

Karges JR, Mark BE, Stikeleather SJ, Worrell TW 2003 Concurrent validity of upper-extremity volume estimates: comparison of calculated volume derived from girth measurements and water displacement volume. Physical Therapy 83(2):134-145

Labs KH, Tschoepl M, Gamba G et al 2000 The reliability of leg circumference assessment: a comparison of spring tape measurements and optoelectronic volumetry. Vascular Medicine 5(2):69-74

Soderberg GL, Ballantyne BT, Kestel LL 1996 Reliability of lower extremity girth measurements after anterior cruciate ligament reconstruction. Physiotherapy Research International 1(1):7-16

Taylor R, Jayasinghe UW, Keolmeyer L et al 2006 Reliability and validity of arm volume measurements for assessment of lymphoedema. Physical Therapy 86(2):205-214

尺度：脚長

表A.3

研　究	研究の目的	被検者数	方　法	研究成績
Beattieら (1990)	巻尺法(TMM)により得られる脚長差(LLD)測定の妥当性をX線像により得られたLLD値と比較する形で明らかにする。	LLDの既往がある被験者10例(患者グループ)と、LLDの既往がない健常被験者9例が参加。TMMの全測定は、検査者1名が実施。	患者は台の上で仰臥位にさせた。検査者は上前腸骨棘(ASIS)から内果までの脚長を測定。もう一名の検査者が目盛りを読んで記録。対側についても同じ手順で測定。被験者に立ちあがって1分ほど動きまわらせた。その後、先ほどとまったく同じ姿勢で同じ検査者が同じ手順で測定し、2回目の左右の測定値を得た。次に、ミニスキャノグラムを用いた方法によりX線像で脚長を測定。級内相関係数(ICC)を用いて、本試験で得た測定値の一致度を検討。	TMMによって得られたLLDの初回測定値と、ミニスキャノグラムによって得られたLLDの測定値とを比較することによって得られた級内相関係数(ICC)は、患者グループが0.770、健常者グループが0.359、全体で0.683。TMMによって得られたLLDの測定値2回分の平均値と、ミニスキャノグラムによって得られたLLDの測定値とを比較することによって得られたICCは、患者グループが0.852、健常者グループが0.637、全体で0.793。この著者らは、TMMで得られた測定値は、2回の測定値の平均を用いれば、患者のLLDを評価する上で妥当であるとの結論を導いている。

Bradyら (2003)	成人の脚長不等に関する関連文献をレビューし、文献および自身の臨床経験に基づいて評価および処置等の推奨をする。	この論文では、脚長不等、その原因および病理の分類と、脚長不等の評価について考察している。肢長の臨床評価の項および牽引の有効性の項は特に有用である。	この著者らは、脚長不等を検知する最も正確かつ有用な方法については、ほとんど合意が得られていないとの結論を導いている。巻尺法を用いた場合、上前腸骨棘(ASIS)から外果までの測定が、最も信頼できる方法であり、2回測定した平均値の方が信頼性が増す。
Gurney (2002)	脚長差(LLD)の分類および原因を概観し、いくつかの測定法および治療法について議論し、立位、立位バランス、歩行、走行およびさまざまな病態にLLDが果たす役割を検討した研究を整理する。		

(つづく)

表A.3（つづき）

研 究	研究の目的	被験者数	方 法	研究成績
Harrisら (2005)	広く実施されている2種類の脚長差（LLD）計算方法、すなわち臨床検査およびCTスキャンの相関を評価する。	成人の大腿骨骨幹部骨折患者35例が参加。	上前腸骨棘と内果とを基準点として、巻尺で脚長を測定。患者の短い方の脚を高さ調節が可能なブロックに乗せ、脚の長さが正しいと感じる位置までブロックを上げていく。検査も実施（患者の知覚および骨盤側傾を利用）。 ブロックの高さは1mm刻みで測定。患者29例を対象にCTスキャンを実施。 臨床検査およびスキャンの結果は、Peasonの積率相関係数で解析。	巻尺による脚長の測定値とブロック検査との間には正の相関あり（P＝0.003）。 CTスキャンと巻尺による脚長の臨床測定とブロック検査との間には相関なし。 この著者らは、この研究により、大腿骨骨折後のLLDの評価においては、身体検査（巻尺およびブロック検査）の方が、CTスキャンよりも信頼性が高く、かつ臨床的に重要であることが明らかになったとの結論を導いている。
Mannello (1992)	脚長不等（LLI）に関する文献をレビューする。		この論文では、LLIの分類、LLIの発生率、非対称の影響および LLIの測定または評価の方法を考察している。整形外科的処置およびLLIの測定に関する有用な項目があり、巻尺およびブロック法によるLLIの測定について考察している。	この著者によれば、臨床的な整形外科的LLI測定方法については断定的な結論はほとんどなく、さらに研究を重ねた上でなければ信頼できるとも妥当であるとも言えないのことである。

Middleton-Duffら (2000)	脚長差 (LLD) を求める巻尺法およびブロック法の基準関連妥当性および検査者内信頼性および検査者間信頼性を明らかにする。	被験者25例が参加。13例にLLDによる症状あり。12例はLLDの問題のない職員。全被験者を足治療士4名が評価。	巻尺は全被験者とも台の上で仰臥位にて実施。両脚とも上前腸骨棘 (ASIS) から内果までを測定。測定した長さは別途記録者が読み取った。ブロック法では、全被験者とも足を腰の幅に開いて立たせ、左右の腸骨稜の高さが非対称でないかを目視により確認。腸骨稜の高さが水平であると判断されるまで低い方の足の下にブロックを挟んでいき、挟んだブロックの高さを記録。被験者10例にX線撮影を実施。	ブロック法の検査者内信頼性は申し分ない。巻尺法では全検査者についてある程度の検査者内妥当性あり。この著者らは、ブロック法の検査者内信頼性は、巻尺法よりも高いが、いずれの方法も臨床的に重大な「多大な」脚長差を識別するには十分な感度があることを示唆している。また、同一検査者が評価する必要があることも示唆している。

参考文献

Beattie P, Isaacson K, Riddle DL, Rothstein JM 1990 Validity of derived measurements of leg-length differences obtained by use of a tape measure. Physical Therapy 70(3):150-157

Brady RJ, Dean JB, Skinner TM, Gross MT 2003 Limb length inequality: clinical implications for assessment and intervention. Journal of Orthopaedics and Sports Physical Therapy 33(5):221-234

Gurney B 2002 Leg length discrepancy. Gait and Posture 15(2):195-206

Harris I, Hatfield A, Walton J 2005 Assessing leg length discrepancy after femoral fracture: clinical examination or computed tomography? Australia and New Zealand Journal of Surgery 75(5):319-321

Mannello DM 1992 Leg length inequality. Journal of Manipulative and Physiological Therapeutics 15(9):576-587

Middleton-Duff T, George K, Batterham A 2000 The reliability and validity of the 'tape' and 'block' methods for assessing anatomical leg-length discrepancy. Physical Therapy in Sport 1(3):91-99

表A.4

尺度：脊椎運動

研究	研究の目的	被験者数	方法	研究成績
Gauvinら (1990)	修正指尖床間 (MFTF) 測定法による腰痛 (LBP) 患者の前屈の測定について、療法士内 (評価者内) および療法士間 (評価者間) の信頼性を評価する。	LBP患者73例が参加。理学療法士6例を無作為に割り付けて測定。	患者を高さ32.4cmの台の上に立たせ、前屈をさせた。療法士が巻尺で中指尖端から台の上表面までを測定。研究担当者が目盛りを読んで記録。療法士はもう一度測定し、同じく研究担当者が記録。二人目の療法士が同じ患者を測定、同じ研究担当者が記録。	級内相関係数 (ICC) を算出して検査者間信頼性および検査者内信頼性を評価。全療法士について、1回目と2回目の測定値 (計146組) を比較することによって、検査者内信頼性のICCを算出。療法士2名の1回目の測定値を比較することによって、検査者間信頼性のICCを算出。検査者内信頼性および検査者間信頼性のICCはそれぞれ0.98および0.95。この著者らは、MFTF法はLBP患者の前屈を測定する方法として信頼性が高いとの結論を導いている。また、基準関連妥当性を明らかにするために、さらに研究を重ねる必要があるともしている。

(つづく)

表A.4（つづき）

研　究	研究の目的	被験者数	方　法	研究成績
Haywoodら (2004)	強直性脊椎炎(AS)患者を対象に、根拠に基づき選択した脊椎可動性の尺度の測定特性を検討する。	強直性脊椎炎患者159例が参加。	評価した測定は脊椎旋回(Crot)、指尖床間距離(FFD)、腰椎側屈(LLF)、修正Schober指数(MSI)、耳珠壁間距離(TWD)。 測定にはいずれも尺を使用。 観察者間信頼性を評価するため、観察者2名が全参加者の基底値を無作為の順に記録。 観察者内信頼性を評価するため、観察者1名が2週間あけて再測定。 参加者は健康の移り変わりに関する質問紙に回答。	信頼性の推定値から、個々の評価に全尺度を用いることが裏付けられ、級内相関係数(ICCs)は>0.90。 この著者らは、ASでは脊椎可動性を反映するMSI、CrotおよびFFDを用いることが推奨されるとの結論を導いている。さらに、この尺度は妥当かつ臨床の場で簡単に実施でき、信頼性および妥当性が裏付けられているとしている。
Jordan (2000)	臨床現場での脊椎可動域(ROM)の測定具の信頼性を評価する。		この論文は、脊椎ROMの測定具に関する体系的レビューである。この著者は論文21報をレビューして表にまとめている。	

Viitanenら (1998)	頸部の側屈および回旋の新しい可動域測定について、巻尺法とMyrin傾斜計による測定値を比較することによって評価する。	強直性脊椎炎(AS)の男性52例が参加。	回旋させずに(頭部直立の)ゼロ位置から左右へ最大屈曲させて、巻尺で耳垂(耳珠)から鎖骨鳥口突起(結節)までの距離を測定し、頸部側屈を評価。 このほか、(顎がまっすぐ前方を向く)ゼロ位置から左右へ最大回旋させて、巻尺で顎尖から鎖骨鳥口突起までの距離を測定。 これを検査者1名が2日続けて実施し、検査者内信頼性を求め、もう1名の検査者も検査を実施して検査者間信頼性を求めた。	いずれの測定値も信頼性が高く、級内相関係数(ICCs)は0.89から0.98。 この著者らは、頸部の回旋および側屈を測定する新しい2種類の巻尺法は、傾斜計によるほうほう方法と同程度に妥当でありかつ信頼でき、しかも迅速かつ簡単であるとの結論を導いている。

参考文献

Gauvin MG, Riddle DL, Rothstein JM 1990 Reliability of clinical measurements of forward bending using the modified fingertip-to-floor method. Physical Therapy 70(7):443-447

Haywood KL, Garratt AM, Jordan K, Dziedzic K, Dawes PT 2004 Spinal mobility in ankylosing spondylitis: reliability, validity and responsiveness. Rheumatology 43(6):750-757

Jordan K 2000 Assessment of published reliability studies for cervical spine range-of-motion measurement tools. Journal of Manipulative and Physiological Therapeutics 23(3):180-195

Viitanen JV, Kokko M-L, Heikkilä S, Kautiainen H 1998 Neck mobility assessment in ankylosing spondylitis: a clinical study of nine measurements including new tape methods for cervical rotation and lateral flexion. British Journal of Rheumatology 37(4):377-381

表A.5

尺度：胸部拡張

研 究	研究の目的	被験者数	方 法	研究成績
Bockenhauer ら（2007）	巻尺で2カ所測定し、胸郭運動測定の信頼性を評価する。	健常な男性6例が参加。5例がセッション1に、4例がセッション2に参加。検査者3名が測定。	第5胸椎部棘突起の高さと鎖骨中線上の第3肋間腔の位置で上部胸郭運動を測定。下部胸郭運動は、第10胸椎部棘突起の高さと剣状突起の高さとで測定。胸郭運動の測定は2回実施。1回目は被験者5例を測定し、被験者に吸気と呼気の間に息を止めさせ、検査者3名が順次測定することによって検査者間信頼性を高めた。2回目は、被験者4例を検査者3名が別々に測定し、各被験者が呼吸サイクル全体を測定することができた。	いずれの回の測定値も級内相関係数（ICCs）は0.81から0.91。吸気および呼気を別々に考慮すると、検査者間ICCsは0.99以上。この著者らは、この研究が胸郭運動を2カ所測定する巻尺法が、臨床の場で信頼できかつ有用であることを強く示唆するものであるとの結論を導いている。

（つづく）

表A.5（つづき）

研　究	研究の目的	被験者数	方　法	研究成績
Custersら (2005)	胸郭運動測定（TEM）の信頼性を明らかにし、嚢胞性線維症（CF）患児の肺機能および身長との関係を明らかにする。	小児から青年のCF患者30例が観察者内信頼性試験に参加。別の小児から青年の30例が観察者間信頼性試験に参加。	被験者を仰臥位にさせ、巻尺を腋窩位で胸部に巻く。被験者には静かに呼吸するように言い、胸郭周を測定。次に、深く呼吸するように言い、最大吸気時および最大呼気時に測定。剣状突起の高さでも同じ手順で測定。観察者内信頼性試験では、観察者1名が各被験者を2回連続で測定。観察者間信頼性試験では、観察者2名が同じ手順でそれぞれに1回測定。	観察者内信頼性試験では、胸郭運動の測定法（TEM）の平均値間の差は無視できるほど小さく、典型誤差は0.31cm。観察者間信頼性試験の検査者1および検査者2の成績を比較すると、差の平均は0.12cm、典型誤差は0.56cm。TEMは身長と有意に相関。胸郭運動は肺機能とある程度の相関あり。この著者らは、CF患児の胸郭運動の測定（TEM）は信頼でき、単純で時間もほとんどかからないとの結論を導いている。

| Sharmaら (2004) | 強直性脊椎炎(AS)患者および健常被験者を対象に巻尺を用いた胸部拡張(CE)の検査者内信頼性および検査者間信頼性を検討する。 | 強直性脊椎炎患者22例および健常被験者25例が参加。AS患者は研究担当者3名が2回測定。健常被験者は研究担当者2名が2回測定。 | 各被験者は立位で、両手を頭に乗せたときと、両腕を体側に沿わせたときの剣状突起の高さを測定。巻尺でCEを測定。検査者は最大の吸気時と呼気時との差を測定。研究担当者1名につき各部位を3回測定。測定は1回目と2回目との間に10分間の休憩をとる。 | 検査者内信頼性の級内相関係数(ICCs)は、AS被験者が0.85から0.97、健常被験者が0.90から0.96。検査者間信頼性のICCは両グループの両位置ともきわめて高い値となった。ASグループで手を頭に乗せた姿勢でのICCは0.97。腕を体側に沿わせた姿勢が0.96。健常被験者のICCは、手を頭に乗せた姿勢が0.95、腕を体側に沿わせた姿勢が0.93。 |

参考文献

Bockenhauer S, Chen H, Julliard KN, Weedon J 2007 Measuring thoracic excursion: reliability of the cloth tape measure technique. Journal of American Osteopathic Association 107(5):191-196

Custers JWH, Arets HGM, Engelbert RHH, Kooijmans FTC, van der Ent CK, Helders PJM 2005 Thoracic excursion measurement in children with cystic fibrosis. Journal of Cystic Fibrosis 4(2):129-133

Sharma J, Senjyu H, Williams L, White C 2004 Intra-tester and inter-tester reliability of chest expansion measurement in clients with ankylosing spondylitis and healthy individuals. Journal of the Japanese Physical Therapy Association 7(1):23-28

表A.6 握 力

研　究	研究の目的	被験者数	方　法	研究成績
Bohannonら (2006)	このメタ分析の目的は、米国手の外科学会 (ASHT) の推奨事項に基づき、Jamarダイナモメータで得られる握力で標準値を示している研究成績を整理することにある。	研究12報 (被験者計3317例) を洗い出してレビュー。	1982年から2004年までの広範囲にわたる文献を検索。キーワードはhand (手), grip (握る), strength (強度), dynamometer (ダイナモメータ), Jamar, norms (標準) および reference values (基準値)。	さまざまな国のデータをメタ分析して握力の年齢、性別、左右のそれぞれに特異的な基準値を提示。この著者らは、個々の研究の少ないデータの代わりに標準値を用いることができるとの結論を導いている。
Coldhamら (2006)	症候性および無症候性の被験者を対象に、最大等尺性握力を1回およぶ3回測定し、再テスト信頼性を確立する。症候性および無症候性の被験者を対象に、1回の値と3回のうちの最大値および3回の平均値との再テスト信頼性を比較する。	被験者66例が参加。22例は無症候性。別の22例は手根管減圧術後、残る22例は手指屈筋腱修復術後。	検査前後の疼痛レベルを口頭式評価スケールにより0を無痛、10を想像しうる限りで最大の痛みとして記録。全米ハンドセラピスト協会 (ASHT) が推奨する標準の検査プロトコルでJamarダイナモメータを用いて握力検査を実施。被験者の半数を無作為抽出して握力測定を3回試行したあと1回試行し、残る半数は1回試行したあと3回試行。	3通りの握力測定法 (1回、3回の平均、3回のうちの最大値) はいずれも再テスト信頼性が高く、ICCsは0.85以上。3グループとも、3回の最大値と平均値との間に有意差 (P=0.0001) あり。無症候グループの3回の平均を除き、握力検査は3種類とも、信頼性レベルは臨床的に妥当 (0.91以上)。

(つづく)

表A.6（つづき）

研　究	研究の目的	被験者数	方　　法	研究成績
	被験者が握力検査中に経験した疼痛レベルを評価する。		十分に休んだのち、プロトコル全体を再度実施。3回試行後に1回試行し終えたら、次は1回試行後に3回試行。残る半数もこれを逆に実施。	各グループに、1回試行後および3回試行後に報告させた疼痛レベルに有意差(P=0.0001)あり。
Massy-Westroppら(2004)	Grippit電子式ダイナモメータの年齢および性別に特異的な基準値を明らかにし、2種類の測定器 (Jamarダイナモメータと Grippit電子式ダイナモメータ) の測定値を比較する。	健常被験者419例が参加。被験者は年齢および性別によって分けた。各被験者は左右それぞれに両測定器を用いて握力検査を実施。	Jamarダイナモメータによる握力検査は全米ハンドセラピスト協会(ASHT)が推奨する標準プロトコルで実施。Grippit電子式ダイナモメータによる握力検査は測定時間10秒間でメーカーの使用法に従って実施。参加者は左右いずれから測定してもどちらの測定器を先に使ってもよいこととした。	この著者らは、この研究の所見から、1回の握力をとる方法と比べて、1回試行後または3回の最大値までの平均値をとる方法は、信頼性は同程度であり、疼痛は小さいことがわかるとの結論を導いている。 JamarおよびGrippitのそれぞれのダイナモメータで測定した握力の年齢および性別に特異的な基準範囲を提示。握力は男女ともピーク20-30代。 この著者らは、両測定器とも使いやすいが、台に取り付けられたGrippitダイナモメータは標準の姿勢を取りづらい被験者もいたとの結論を導いている。 また、GrippitはJamarでは検知できない弱い握力でも検知することができるとしている。

Mathiowetz (2002)	油圧式ダイナモメータの Jamar と Rolyan とを比較し、既知のウエイトとのその同時妥当性のほか、臨床現場での握力測定について器具間信頼性および同時妥当性を明らかにする。	便宜的サンプルとして健常な男女それぞれ30例が参加。	Jamar および Rolyan の各ダイナモメータと既知のウエイトとの同時妥当性（器具の読み出しと加えた力との関係）を研究の前後に評価する。 被験者を椅子に座らせ、肩は内転させ、肘を90°屈曲させて、前腕が体と垂直になるよう肩を回旋させ、前腕は力を抜いたまま手関節を0°から30°の間で屈曲させて0°から15°の間で尺屈させる。 被験者は2種類のダイナモメータで左右とも3回連続して測定し、その3回の平均値をデータ解析に供した。	既知のウエイトとの同時妥当性は、Jamar ダイナモメータが=0.9998 および 0.9998（研究の前後）、Rolyan ダイナモメータが=0.9994 および 0.9997（研究の前後）であった。 両ダイナモメータ間の級内相関係数（ICCs）は0.90から0.97であり、器具間信頼性は申し分ないことがわかる。

（つづく）

表A.6（つづき）

研 究	研究の目的	被験者数	方　法	研究成績
Molenaarら (2008)	小児(4-12歳)の握力測定について、Jamar式のダイナモメータの信頼性とMartin筋力計の信頼性とを比較する。	小学生104例が参加。	Jamar式の電子ダイナモメータおよびMartin筋力計を用いて両手の握力を測定。Jamar式のダイナモメータで測定する際はどの小児も椅子に座らせ、全米ハンドセラピスト協会が推奨する検査プロトコルに則った。Martin筋力計は中間のゴムボールを使用し、被験者は前腕をテーブルに乗せて力を抜いた状態で、手関節を0°から30°屈曲させた。左右それぞれに、両器具で最大随意収縮を3回ずつ測定して平均値を記録。平均29日後に、同一条件にて再検査を実施。	全体としてみると、Jamar式のダイナモメータの級内相関係数(ICC)は利き手が0.97、対側が0.95。Martin筋力計の級内相関係数(ICC)は利き手が0.84、対側が0.86。この著者らは、この研究のデータはJamar式のダイナモメータの方が小児の握力測定の信頼性が高いことを示唆するものであるとの結論を導いている。

Shechtmanら (2005)	DynEx デジタルダイナモメータの信頼性および妥当性の検討し、健常被験者の最大握力の測定について、判断基準である油圧式のJamarダイナモメータと比較する。	健常被験者100例が参加。	ダイナモメータの較正は、そのハンドル部分に既知のウエイトを吊り下げることによって確認。被験者を椅子に座らせ、肘を90°屈曲させて、内転させ、肘を90°屈曲させて、前腕が体と垂直になるよう肩を回旋させ、前腕は力を抜いたままで手関節を0°から30°の間で屈曲させて0°から15°の間で尺側偏位させる。被験者は握力検査を2回、すなわち、1回はJamarダイナモメータの、もう1回はDynExダイナモメータで実施。いずれも最大収縮を3回実施し、順序は右が先、左が後とする。10分間休憩をとったあと、先ほどのプロトコルを最初から全部繰り返すため、片手の測定回数は計12回となる。	DynExダイナモメータの再テスト信頼性は、ヒト被験者(r=0.9864)も既知のウエイト(r=0.9999)も高かった。両ダイナモメータの同時妥当性も申し分なかった(r>0.98)。

参考文献

Bohannon RW, Peolsson A, Massy-Westropp N, Desrosiers J, Bear-Lehman J 2006 Reference values for adult grip strength measured with a Jamar dynamometer: a descriptive meta-analysis. Physiotherapy 92(1):11-15

Coldham F, Lewis J, Lee H 2006 The reliability of one vs three grip trials in symptomatic and asymptomatic subjects. Journal of Hand Therapy 19(3):318-327

Massy-Westropp N, Rankin W, Ahern M, Krishnan J, Hearn TC 2004 Measuring grip strength in normal adults: reference ranges and a comparison of electronic and hydraulic instruments. Journal of Hand Surgery 29A(3):514-519

Mathiowetz V 2002 Comparison of Rolyan and Jamar dynamometers for measuring grip strength. Occupational Therapy International 9(3):201-209

Molenaar HM, Zuidam JM, Selles RW, Stam HJ, Hovius SER 2008 Age-specific reliability of two grip-strength dynamometers when used by children. Journal of Bone and Joint Surgery American 90:1053-1059

Shechtman O, Gestewitz L, Kimble C 2005 Reliability and validity of the DynEx dynamometer. Journal of Hand Therapy 18(3):339-347

表A.7

筋 力

研 究	研究の目的	被験者数	方 法	研究成績
Bøと Finckenhagen (2001)	膣触診法について修正オックスフォード分類の検査者間再現性を評価し、膣触診の結果と膣随意収縮圧とを比較する。	女性被験者20例が参加。熟練の療法士2名が実施。	骨盤底筋(PFM)を収縮させる方法を指導。PFMを収縮させながら、療法士1が膣触診を実施し、まず収縮を定性的に分類(収縮なし、収縮、他の筋の力を借りて収縮、不明およびバルサルバ圧)。次に、修正オックスフォード分類(0=収縮なし、1=わずかな収縮、2=弱い、3=中程度、4=良好、5=強力)により評価。5分間休憩をとったのち、療法士2が同じ手順を実施。次に膣随意収縮圧によりPFM強度を測定。	定性的分類に基づき、療法士2名が参加者のうち19例がPFMを正しく収縮させたと分類。膣触診の評価者間信頼性はSpearmanのrhoでは0.70(P<0.01)。 この著者らは、本研究の結果は、PFM強度を学術的な目的で測定するにはこの方法に再現性、感度、妥当性はいずれもないことを示すものであるとの結論を導いている。
Bøと Sherburn (2005)	骨盤底筋(PFM)の機能および筋力の測定に用いることのできる評価法を概説し、さまざまな方法の長所および短所を考察する。			

(つづく)

表A.7（つづき）

研究	研究の目的	被験者数	方法	研究成績
Bohannon (2005)	ダイナモメータによる測定法に対するスクリーニング検査としての徒手筋力テストの妥当性を評価する。	便宜的サンプルとして、さまざまな診断の高齢患者107例。	徒手筋力テスト、最大随意膝伸展を左右ともに徒手筋力テスト(MMT)およびハンドヘルドダイナモメータを用いて測定した。	この著者らは、研究担当者らは筋力低下のスクリーニング検査としての徒手筋力テストの適切さに疑問をもっているとの結論を導いている。
Cuthbertと Goodheart (2007)	このレビューの目的は、筋骨格系および神経系の評価における徒手筋力テスト(MMT)の信頼性および妥当性について、既報の外観、統合および批評を提示する。	100報が見つかりレビュー。	この著者らは、1915年から2006年までの文献を幅広く調査。キーワードはmanual muscle testing, manual muscle test(徒手筋力テスト)およびapplied kinesiology(応用運動学)。うち12報が無作為化比較対照試験(RCTs)。	この著者らは、カイロプラクティック、療法士、神経科医に採用されているMMTは臨床的に有用な手段であるとの結論を導いている。
Escolarら (2001)	筋ジストロフィーの患児12例の徒手筋力テスト(MMT)および定量的筋力検査(QMT)を実施する上での臨床評価者12名の信頼性を比較する。	神経筋疾患の外来患児12例が参加。熟練の評価者12名が検査を実施。	5つの筋群(肩外転筋、肘屈筋、股関節屈筋、膝伸筋および足関節背屈筋)について左右ともにフルスケールで評価。次に、左右の4つの筋群(把握筋、膝伸筋、足関節背屈筋および肘屈筋)の定量的筋力検査(QMT)を実施して最大随意等尺性収縮(MVIC)を記録。	定量的筋力検査(QMT)は信頼性があり、級内相関係数(ICC)は、肘屈筋および把握筋が0.9超、膝伸筋が0.8超。徒手筋力テスト(MMT)は信頼性に劣り、

測定器具の信頼性と妥当性

			全被験者とも2日間にわたって検査を4回ずつ実施。臨床評価者4名ずつ3グループに分けて、同じ被験者の検査を実施して比較することにより、検査の評価者間一致性を評価。2カ月後にもうひとつ、評価者を2グループにわけてMMTの信頼性試験を実施。	肩関節外転筋、肘および股関節の屈筋、膝伸筋および足関節背屈筋がICC>0.75となるには、評価者が何度も訓練を受ける必要があった。この著者らは、QMTはMMTよりも信頼性が高く実施も容易であるとの結論を導いている。
Florenceら (1992)	Duchenne型筋ジストロフィー(DMD)患者の筋力を評価する上での徒手筋力テスト(MMT)の点数の評価者内信頼性を評価する。	DMDであると診断された男児102例が参加。全被験者ともMMTを実施する必要があった。熟練の理学療法士4名が検査を実施。	プレドニゾンがDMD患者の筋力に及ぼす作用を明らかにする12カ月にわたる臨床試験の一環としてデータを収集。同一の評価を5日以内に2回実施するほか、治療開始から6カ月後および12カ月後にも実施。筋力を評価して、それぞれにフルスケールでMMTを評価。各被験者とも1回に筋群18カ所を評価。	評価者内信頼性は0.65から0.93であり、近位の筋群ほど信頼性が高かった。この著者らは、徒手筋力テストの点数は、DMD男児の筋力を評価するうえで、同一の療法士が続けて評価する場合に、信頼できるとの結論を導いている。

(つづく)

表A.7（つづき）

研 究	研究の目的	被験者数	方　法	研究成績
Great Lakes ALS Study グループ (2003)	筋萎縮性側索硬化症(ALS)患者を研究する施設における筋力検査法の信頼性を評価する。実施した筋力検査は、徒手筋力テスト(MMT)および最大随意等尺性収縮(MVIC)。	ALS患者63例を組み入れたが、組み入れから1週間のうちに検査者2名が2種類の方法で検査。1回の検査でMMTおよびMVICを実施。組み入れまで終了まで残ったのは48例のみ。	被験者はいずれも、組み入れから1週間のうちに検査者2名が2種類の方法で検査。1回の検査でMMTおよびMVICを実施。MMTは各筋を0から5点でフルスペクトルに由来。計34種類の筋を評価。	訓練を受けた療法士が実施すれば、両方法とも同程度にきわめて再現性が高かった。患者の経時的変化を検知するという点では、MMTの方がMVICよりも感度が高かった。この著者らは、この研究の所見から、熟練の療法士が実施するMMTは、ALSの進行を評価する方法として、信頼性も再現性もあるとの結論を導いている。

参考文献

Bø K and Finckenhagen HB 2001 Vaginal palpation of pelvic floor muscle strength: inter-test reproducibility and comparison between palpation and vaginal squeeze pressure. Acta Obstetrica et Gynecologica Scandinavica 80(10):883-887

Bø K and Sherburn M 2005 Evaluation of female pelvic-floor muscle function and strength. Physical Therapy 85(3):269-282

Bohannon RW 2005 Manual muscle testing: does it meet the standards of an adequate screening test? Clinical Rehabilitation 19(6):662-667

Cuthbert SC and Goodheart GJ 2007 On the reliability and validity of manual muscle testing: a literature review. Chiropractic and Osteopathy 15:4

Escolar DM, Henricson EK, Mayhew J et al 2001 Clinical evaluator reliability for quantitative and manual muscle testing measures of strength in children. Muscle and Nerve 24(6):787-793

Florence JM, Pandya S, King WM et al 1992 Intrarater reliability of manual muscle test (Medical Research Council scale) grades in Duchenne's muscular dystrophy. Physical Therapy 72(2):115-126

Great Lakes ALS Study Group 2003 A comparison of muscle strength testing techniques in amyotrophic lateral sclerosis. Neurology 61:1503-1507

Medical Research Council (MRC) 1976 Aids to the investigation of the peripheral nervous system. London: Her Majesty's Stationery Office

表A.8

肺活量測定

研　究	研究の目的	被験者数	方　法	研究成績
CrapoとJensen(2003)	肺機能検査の標準および解釈の問題について考察したきわめて興味深いシンポジウム論文。		この論文では下記の問題を考察している。 1. 肺機能検査の標準： 　それは何をするものであるか 　それで何ができるのか 2. 肺機能検査：医師および呼吸療法士にとっての解釈の問題 3. 要約	
Enright(2003)	肺活量測定を十分な精度で実施できるようにと考えられた興味深くかつ有益な論文。			
Koyamaら(1998)	ポータブルピークフローメータ(PFMs) 4種(Mini-Wright, Assess, Pulmo-graphおよびWright Pocket meters)を肺活量測定での最大呼気流量(PEFR)と対比する形で比較し、各PFM間の測定値の一致度を評価する。	慢性閉塞性肺疾患(COPD)患者127例、喘息患者120例、びまん性細気管支炎患者34例およびその他の呼吸器症状を有する患者15例と、健常志願者15例が参加。	まず肺活量測定を立位にて、許容しうる努力性呼気曲線が3回得られるまで実施。3-4分間休憩したあと、立位にてMini-Wright, Assess, Pulmo-graphおよびWright Pocket metersの各ピークフローメータを無作為の順に3回吹く。	研究成績から、4種類とも肺活量測定でのPEFRとの相関関係数は等しく、肺活量測定でのPEFRが真の値を表すと考えれば、いずれのPFMも同程度に妥当なPFMの値に収な

		各PFMにつき3回吹いたうちの最大値を記録する。	値を示すことがわかった。
		最後に、2回目の肺活量測定を立位にて、許容しうる努力性呼気曲線が3回得られるまで実施。2回目の肺活量測定でのPEFRを標準とし、PFMの値を比較する。	この著者らは、標準レンジのPFMは4種とも、等しく妥当であるとの結論を導いている。
Millerら (2005a)	この文書には、肺機能検査の標準化に関するガイドラインを発行する目的で、米国胸部学会(ATS)および欧州呼吸器学会(ERS)の見解が併せて示されている。この文書は、さまざまな肺機能検査法に共通する手順について詳しく書かれている。		
Millerら (2005b)	この文書には、肺機能検査の標準化に関するガイドラインを発行する目的で、米国胸部学会(ATS)および欧州呼吸器学会(ERS)の見解が併せて示されている。 この文書は、肺活量測定の標準化について詳しく書かれている。		

(つづく)

表A.8（つづき）

研 究	研究の目的	被験者数	方 法	研究成績
Pellegrino ら(2005)	この文書には、肺機能検査の標準化に関するガイドラインを発行する目的で、米国胸部学会(ATS)および欧州呼吸器学会(ERS)の見解が併せて示されている。この文書は、肺機能検査を解釈する上でのガイダンスを提示するための詳細が書かれている。			
White (2004)	この論文は、日々のプライマリケアの診察において肺活量測定を制限する因子を考慮し、慢性閉塞性肺疾患(COPD)を他覚的に評価する際に、最大呼気流量(PEF)と肺活量測定とを組み合わせることを提案しているという点で興味深い。		この著者は、肺活量測定はCOPDの診断には不可欠であるが、肺機能の低下が緩やかであるため、1-2年ごと以上に実施しても特に新しい情報が得られる見込みは薄いとの結論を導いている。既にCOPDと診断された患者が、日々の病態管理で肺活量を測定しても、PEFを上回る情報が得られるエビデンスはないことを示唆している。	

参考文献

Crapo RO, Jensen RL 2003 Standards and interpretive issues in lung function testing. Respiratory Care 48(8):764-772

Enright PL 2003 How to make sure your spirometry tests are of good quality. Respiratory Care 48(8):773-776

Koyama H, Nishimura K, Ikeda A, Tsukino M, Izumi T 1998 Comparison of four types of portable peak flow meters (Mini-Wright, Assess, Pulmograph and Wright Pocket meters). Respiratory Medicine 92(3):505-511

Miller MR, Crapo R, Hankinson J et al 2005a General considerations for lung function testing. European Respiratory Journal 26:153-161

Miller MR, Hankinson J, Brusasco V et al 2005b Standardisation of spirometry. European Respiratory Journal 26:319-338

Pellegrino R, Viegi G, Brusasco V et al 2005 Interpretive strategies for lung function tests. European Respiratory Journal 26(5):948-968

White P 2004 Spirometry and peak expiratory flow in the primary care management of COPD. Primary Care Respiratory Journal 13(1):5-8

表A.9

視覚的アナログ尺度（VAS）と数値的評価スケール（NRS）

研究	研究の目的	被験者数	方法	研究成績
Gallagherら (2002)	救急外来（ED）で急性の腹痛を測定する際の視覚的アナログ尺度（VAS）の信頼性および妥当性を評価する。	急性の腹痛を訴える患者101例。	100mm水平なVASに垂直に印をつけることによって、腹痛の程度を評価するように患者に言った。VASの左右の端にはそれぞれ、"最も小さい痛み"および"最もひどい痛み"と表示されている。1分後、患者には先ほどの印は見せずにもう一度腹痛を評価するように言う。以後、これを30分ごとに2時間にわたって実施。30分間隔のVASを終えたら、今の痛みが前回の痛みと比べて"はるかに小さい"、"ややりくさい"、"ほぼ同じ"、"少し大きい"、"はるかに大きい"のいずれかに該当するかを答えさせる。	信頼性は高く、最初と1分後のVASの点数間の級内相関係数（ICC）は0.99。VASの差の平均値および中央値は、疼痛の記述子が"はるかに小さい"から"はるかに大きい"へ上がるほど勾配は小さいが線形性に大きくない。妥当性が確認された。この著者らは、VASはEDで急性の腹痛を測定する方法として信頼性および妥当性があるとの結論を導いている。

Litcher-Kellyら (2007)	2003年の文献を検索し、臨床試験で最もよく用いられている疼痛評価法が何かを調べる。	主な医学誌7種から、2003年に臨床試験で慢性筋骨格痛を扱った論文を洗い出し、この選択基準に該当したのは50報。	この著者らは、主な医学誌7種について2003年の文献を広範に検索。50報を選んでレビュー。66%が無作為化比較対照試験(RCTs)、残る34%が比較対照試験。	最もよく用いられていた評価法は、単項目視覚的アナログ尺度(VAS)および数値的評価スケール(NRS)であった。この著者らは、全体として臨床試験では疼痛の測定法に単純なものを用いているとの結論を導いている。
Lundebergら (2001)	視覚的アナログ尺度(VAS)、数値的評価スケール(NRS)およびPainmatcherを単独で用いて、疼痛評価の個体内不一致を評価する。	慢性神経性疼痛患者69例が参加。	患者には、VAS、NRSおよびPainmatcherを用いて疼痛の大きさを評価させる。この評価過程全体をもう一度実施。次に、経皮的電気的神経刺激(TENS)を30分間実施して患者を治療。治療終了時に再び、先ほどと同じ手順で疼痛の大きさを評価させる。	試験成績から、PainmatcherのほかVASおよびNRSを用いた結果も、同程度に信頼性される疼痛の評価結果も、同程度に信頼性があり、知覚される疼痛の強度を求める上でも、この集団の疼痛コントロールの処置を評価する上でも許容しうる安定性があることがわかる。

参考文献

Gallagher EJ, Bijur PE, Latimer C, Silver W 2002 Reliability and validity of a visual analog scale for acute abdominal pain in the ED (Emergency Department). American Journal of Emergency Medicine 20(4):287-290

Litcher-Kelly L, Martino SA, Broderick JE, Stone AA 2007 A systematic review of measures used to assess chronic musculoskeletal pain in clinical and randomized controlled clinical trials. Journal of Pain 8(12):906-913

Lundeberg T, Lund I, Dahlin L et al 2001 Reliability and responsiveness of three different pain assessments. Journal of Rehabilitation and Medicine 33(6):279-2832

索 引

1秒量　216-17, xii
Schober検査，修正　194-5

あ

烏口肩峰靭帯　90
烏口腕筋　91, 93
烏口上腕靭帯　90
遠位指節間(DIP)関節　174, 183
円回内筋　127, 130
円靭帯
横隔膜　210
黄色靭帯
横上腕靭帯　90
オックスフォード分類　xi, 各種関節も参照

か

回外筋　129
回旋筋腱板の筋　90, 各種筋も参照
角度計
　コンパス型　207
　信頼性を評価する試験　221-8
角度測定　x
下双子筋　7
下腿
　囲　75-6
　筋量　50
下橈尺関節　126, 肘関節も参照
可動域(ROM)　x, 各種関節も参照
寛骨　2

寛骨臼横靭帯　2
冠状靭帯　42
関節窩　90
関節唇　90
外側靭帯(足関節)
外側側副靭帯
外側肋横突靭帯
外腹斜筋　189
基準関連妥当性　x
脚長
　真の肢長　38
　真の短縮　36, 38
　巻尺の信頼性を評価する試験　234-7
　見かけの短縮　36, 38
胸郭拡張
　測定　213-15
　巻尺の信頼性を評価する試験　243-5
胸郭の連結　210-13
胸棘筋　190
胸骨結合　210-11
胸骨剣軟骨結合　211
胸骨柄体結合　210
胸最長筋
胸腸肋筋　190
胸鎖乳突筋　191
胸肋関節　211
棘下筋　90, 94
棘間靭帯　188
棘上筋　90, 94
棘上靭帯　188
棘突起　188
近位指節間(PIP)関節　174, 182

265

索引

筋力試験　253-6
頸
　回旋　206-7
　　コンパス型角度計を用いた　207
　　巻尺を用いた　206
　可動域　x
　筋　191-2
　　屈筋　191
　　伸筋　192
　屈曲　199-201
　　傾斜計を用いた　200-1
　　巻尺を用いた　199
　伸展　202-3
　側屈　204-5
　　傾斜計を用いた　205
　　巻尺を用いた　204
頸棘筋　190
脛骨　42, 59
頸最長筋　190
傾斜計　200-3, 205
脛舟靱帯　60
脛踵靱帯　60
頸腸肋筋　190
頸椎　頸部を参照
頸部測定システム　x
肩関節　89-123
　解剖　89-95
　可動域　96-103
　　観察／振り返りチェックリスト　103
　　外旋　101
　　外転　98
　　屈曲　97
　　処置の記録　102
　　伸展　96
　　内旋　100
　　内転　99
　　メモ　102
　筋　91-5
　　外旋筋　94
　　外転筋　94
　　屈筋　91
　　伸筋　92
　　内旋筋　95

　　内転筋　93
　筋力：オックスフォード分類　107-23
　　外旋筋　120-2
　　外転筋　112-4
　　屈筋　107-9
　　処置の記録　123
　　伸筋　109-11
　　内旋筋　117-20
　　内転筋　114-16
　　メモ　123
　骨標識点　90
　肢囲　104-6
　靱帯　90
肩甲下筋　90, 95
肩甲骨　90
検査者間（観察者間）信頼性　ix
検査者内（観察者内）信頼性　ix
月状骨
後距腓靱帯　60
後脛距靱帯　60
後脛骨筋　61, 63
後斜靱帯　174
後十字靱帯　42
後縦靱帯　188
項靱帯
後靱帯（足関節）　60
構成概念妥当性　ix
広背筋
後放線靱帯　211
股関節　1-39
　解剖　1-8
　可動域　8-16
　　観察／振り返りチェックリスト　16
　　外旋　13
　　外転　11
　　屈曲　10
　　処置の記録　15
　　伸展　9
　　内旋　14
　　内転　12
　　メモ　15
　脚長　36-9
　　真の肢長　38

索　引

真の短縮　36, 38
見かけの短縮　36, 38
筋量　17-19
筋　3-8
　外旋筋　7
　外転筋　5
　屈筋　4
　伸筋　3
　内旋筋　8
　内転筋　6
筋力：オックスフォード分類　20-35
　外旋筋　30-2
　外転筋　25-7
　屈筋　22-4
　処置の記録　35
　伸筋　20-2
　内旋筋　32-4
　内転筋　27-9
　メモ　35
骨標識点　2
靭帯　2
呼吸器系　209-18
　FEV$_1$およびFVC　216-17
　PEFR　218
　解剖　209-13
　胸郭拡張　213-15
　胸郭の連結　210-13
　筋　210
　呼吸機能　216-18
　骨標識点　209
　靭帯　211, 212, 213
国際膝記録委員会（IKDC）　x-xi
コンパス式角度計　207

さ

最大呼気流量（PEFR）　218, xiv
三角筋　91, 92, 94, 95
三角骨　174
三角靭帯　60
坐骨粗面　2
坐骨大腿靭帯　2

指
　遠位指節間関節　174, 183
　近位指節間関節　174, 182
　中手指節関節　173
　　外転　181
　　屈曲　180
視覚的アナログ尺度（VAS）　219, 262-3
指骨　174
示指伸筋　152
指伸筋　152
指節間（IP）関節
　指の　174
　母指の　179
下関節上腕靭帯　90
膝　41-58
　解剖　41-6
　可動域　46-8
　　過伸展　x-xi
　　観察／振り返りチェックリスト　52
　　屈曲　47-8, x-xi
　　伸展　46-7, x-xi
　　メモ　52
　関節囲　48-9
　筋　43-6
　　外旋筋　46
　　屈筋　44
　　伸筋　43
　　内旋筋　45
　筋量　49-51
　　大腿筋　49-50
　　腓腹筋　50
　筋：オックスフォード分類　53-8
　　屈筋　55-7
　　処置の記録　58
　　伸筋　53-5
　　メモ　58
　骨標識点　42
　靭帯　42
膝窩筋　45
膝蓋骨　42
尺側手根屈筋　151, 154
尺側手根伸筋　152, 154
尺側側副靭帯　126, 150

索引

尺骨　126, 150
手　173-85
　解剖　173-6
　可動域　176-85
　　観察／振り返りチェックリスト　185
　　指
　　　遠位指節間関節　183
　　　近位指節間関節　182
　　　中手指節関節
　　　　外転　181
　　　　屈曲　180
　　処置の記録　184
　　母指
　　　指節間関節　179
　　　手根中手関節　176-7
　　　　外転　176-7
　　　　屈曲／伸展　177
　　　中手指節関節　178
　　メモ　184
　筋　174-6
　　外転筋　175-6
　　屈筋　175
　　伸筋　174
　　対立筋　176-6
　　内転筋　175-6
　骨標識点　174
　靱帯　174
舟状骨　174
手関節　手関節／手根間関節を参照
手根　150, 174
小円筋　90, 94
小指伸筋　152
掌側尺骨手根靱帯　150
掌側橈骨手根靱帯　150
小殿筋　5, 8
踵腓靱帯　60
小菱形骨　174
深指屈筋　151
信頼性　ix
Jamar握力計　xi
上関節上腕靱帯　90
上後腸骨棘（PSIS）　2
上肢囲　104-6

上前腸骨棘（ASIS）　2
上双子筋　7
上橈尺関節　125-6, 肘関節も参照
上肋横突靱帯　212
上腕筋　127
上腕骨　89, 126
上腕三頭筋　92, 128
上腕二頭筋, 長頭　91, 127
数値的評価スケール（NRS）　219, 262-3
脊柱起立筋　190, 192
脊椎　187-207
　解剖　187-92
　可動域　192-207
　　観察／振り返りチェックリスト　198
　　頚部回旋　206-7
　　　コンパス型角度計を用いた　207
　　　巻尺を用いた　206
　　頚部屈曲　199-201
　　　傾斜計を用いた　200-1
　　　巻尺を用いた　199
　　頚部伸展　202-3
　　頚部側屈　204-5
　　　傾斜計を用いた　205
　　　巻尺を用いた　204
　　処置の記録　197
　　体幹
　　　屈曲／伸展—腰椎　194-5
　　　屈曲—腰椎　192-3
　　　伸展—腰椎　193-4
　　　側屈　196
　　巻尺の信頼性を評価する試験　239-41
　　メモ　197
　筋　189-92
　　頚部屈筋　191
　　体幹屈筋　189
　　体幹伸筋　190-1
　骨標識点　197
　靱帯　188
浅指屈筋　151
前距腓靱帯　60
前脛距靱帯　60
前脛骨筋　62, 63

前斜角筋　191
前斜靱帯　174
前十字靱帯　42
前縦靱帯　188
前靱帯（足関節）　60
前放線靱帯　211
足　60
足関節　59-87
　解剖　59-64
　下腿囲　75-6
　可動域　65-71
　　観察／振り返りチェックリスト　71
　　外反筋　69
　　処置の記録　70
　　足底屈筋　66
　　内反筋　67-8
　　背屈筋　65
　　メモ　70
　関節囲　72-4
　筋　61-4
　　外反筋　64
　　足底屈筋　61
　　内反筋　63
　　背屈筋　62
　筋力：オックスフォード分類　77-87
　　外反筋　82-3
　　処置の記録　87
　　足底屈筋　77-9
　　内反筋　84-6
　　背屈筋　79-81
　　メモ　87
　骨標識点　59-60
　肢囲　75-6
　靱帯　60
　足底筋　61

た

体幹
　屈曲／伸展―腰椎　194
　屈曲―腰椎　192-3
　伸展―腰椎　193-4
　側屈　196
多裂筋　191
短掌筋　176
短橈側手根伸筋　152, 153
短内転筋　6
短腓骨筋　64
短母指外転筋　175
短母指屈筋　175
短母指伸筋　153, 174
大円筋　92, 93, 95
大胸筋　91, 92, 93, 95
第3腓骨筋　62, 64
大腿
　囲測定　17
　筋量　49-50
大腿筋膜張筋　4, 5, 8, 43
大腿骨　42
　大転子　2, 9
大腿骨大転子　2, 9
大腿四頭筋囲測定　17
大腿直筋　4, 43
大腿二頭筋　3, 44, 46
大殿筋　3, 5, 7
大内転筋　6
ダイナモメータ　170-1, xi
大腰筋　4
大菱形骨　174
妥当性　ix-x
恥骨筋　4, 6
恥骨大腿靱帯　2
中間広筋　43
肘関節　125-48
　解剖　12-30
　可動域　131-6
　　回外　133
　　回内　134
　　観察／振り返りチェックリスト　136
　　屈曲　131
　　処置の記録　135
　　伸展　132
　　メモ　135
　関節囲　137-8

索 引

筋　127-30
　　回外筋　129
　　回内筋　130
　　屈筋　127
　　伸筋　128
　筋力：オックスフォード分類　139-48
　　回外筋　144-6
　　回内筋　146-8
　　屈筋　141-3
　　伸筋　139-41
　骨標識点　126
　靭帯　126
中関節上腕靭帯　90
肘筋　128
中手骨　174
中手指節（MCP）関節　173
　指
　　外転　181
　　屈曲　180
　　母指　178
中殿筋　5, 8
腸骨筋　4
腸骨大腿靭帯　2
腸骨稜　2
長趾屈筋　61
長趾伸筋　62
長掌筋　151
腸恥隆起　2
長橈側手根伸筋　152, 153
長内転筋　6
長腓骨筋　64
長母指外転筋　175
長母指屈筋　151, 175
長母趾屈筋　61
長母指伸筋　153, 174
長母趾伸筋　62
手関節／手根間関節　149-71
　握力　170-1
　解剖　149-54
　可動域　155-60
　　観察／振り返りチェックリスト　160
　　外転／橈屈　158
　　屈曲　155

　　処置の記録　159
　　伸展　156
　　内転／尺屈　157
　　メモ　159
　関節囲　169
　筋　151-4
　　外転筋／橈屈筋　153
　　屈筋　151
　　伸筋　152-3
　　内転筋／尺屈筋　154
　筋力：オックスフォード分類　161-8
　　外転筋／橈屈筋　167-8
　　屈筋　163-4
　　伸筋　161-2
　　内転筋／尺屈筋　165-6
　骨標識点　150
　靭帯　150
頭棘筋　190
橈骨　126, 150
橈骨手根関節　手関節／手根間関節を参照
頭最長筋
橈尺関節　125-6, 肘関節も参照
豆状骨　174
橈側手根屈筋　151, 153
橈側手根中手靭帯　174
橈側側副靭帯　126, 150
疼痛測定　219, 262-3
頭板状筋　192
徒手筋力テスト／オックスフォード分類　xi, 各種関節も参照
努力肺活量　216-17, xii

な

内側広筋　43
内側側副靭帯　42
内腹斜筋　189
内閉鎖筋　7
内容の妥当性　ix
軟骨間関節　211-12

握り
 Jamar握力計 xi
 握力 170-1, 247-51

は

肺活量 xii
肺気量測定 xii-xv
 一秒量（FEV_1） xii
 最大呼気流量 218, xiv
 試験 258-60
 努力肺活量（FVC） 216-17, xii
背側橈骨手根靱帯 150
薄筋 6, 44, 45
ハムストリング 3
半腱様筋 3, 44, 45
半膜様筋 3, 44, 45
腓骨 42, 60
腓腹筋 44, 61
表面的妥当性 ix
ヒラメ筋 61
ピークフローメーター（PFM） xiv
腹横筋 189
腹直筋 189
方形回内筋 130
方形靱帯 126
縫工筋 4, 44, 45
放射状肋骨頭靱帯 213
母指
 指節間関節 179
 手根中手関節 173, 176-7
  外転 176-7
  屈曲／伸展 177
 中手指節関節 178
母指対立筋 176
母指の手根中手関節 173, 176-7
 外転 176-7
 屈曲／伸展 177
 手, 手関節／手根間関節も参照
ハンドヘルドダイナモメータ 170-1

ま

巻尺 xi
 信頼性を評価する試験
  脚長 234-7
  胸郭拡張 243-5
  肢／関節囲 230-2
  脊椎運動 239-41

や

有鉤骨 174
有頭骨 174
腰腸肋筋 190
腰椎
 屈曲
 屈曲／伸展
 伸展
腰方形筋 191

ら

梨状筋 7
輪状靱帯 126
肋横突関節 212
肋横突靱帯 212
肋椎関節 212
肋間筋 210
肋骨肋軟骨連結 211

わ

腕囲 104-6
腕橈骨筋 127, 129, 130

A Physiotherapist's Guide to Clinical Measurement
理学療法士のための臨床測定ガイド

著者:
ジョン・フォックス (John Fox)
MSc、MCSP。カーディフ大学保健医療学部准教授、イギリス、カーディフ

リチャード・デイ (Richard Day)
BSc(Hons)。カーディフ大学保健医療学部准教授、イギリス、カーディフ

総監修:
高田 治実 (たかだ はるみ)
帝京科学大学医療科学部東京理学療法学科教授。専門分野は、補装具学、切断の理学療法学、徒手療法運動療法学、運動療法の阻害因子に対する即時的治療法の研究。著書に『マイオチューニングアプローチ入門』(協同医書出版社)、監修書に『最新カラーリングブック 筋骨格系の解剖学』『ヘルスケア臨床現場におけるクリニカルマッサージ』(いずれも産調出版)がある。

監修:
坂上 昇 (さかのうえ のぼる)
了德寺大学健康科学部理学療法学科教授。小児疾患 (脳性麻痺) のリハビリテーション、骨関節系のリハビリテーション、高齢者の転倒予防、徒手療法、骨格筋の触診を専門に研究。共著書に『こどもの理学療法第2版』(神稜文庫)、『理学療法学事典』(医学書院)。

監修:
松葉 潤治 (まつば じゅんじ)
広島大学医学部卒業。帝京科学大学医療科学部東京理学療法学科講師。監修書に『最新カラーリングブック 筋骨格系の解剖学』(産調出版)。

翻訳:
岡松 瑞穂 (おかまつ みずほ)
神戸市外国語大学外国語学部ロシア学科卒業。医学をはじめとする自然科学系を中心に、幅広い分野の和訳および英訳の翻訳に携わるほか、英訳講座の講師も務める。

発　行　2011年4月1日
発行者　平野　陽三
発行元　**ガイアブックス**
　　　　〒169-0074 東京都新宿区北新宿3-14-8
　　　　TEL.03 (3366) 1411　FAX.03 (3366) 3503
　　　　http://www.gaiajapan.co.jp
発売元　産調出版株式会社

Copyright SUNCHOH SHUPPAN INC. JAPAN2011
ISBN978-4-88282-791-7 C3047

落丁本・乱丁本はお取り替えいたします。
本書を許可なく複製することは、かたくお断わりします。
Printed in China